圖解五十肩
保健與治療

自己的肩痛自己救

許嘉麟
醫師著

推薦序

正確治療肩關節疾病，從這本書開始

廖文山院長（壢新醫院院長）

肩關節在身體組織裡是一個非常奇特的構造，它非常靈活，可以上下左右移動，甚至可以轉圈圈。有了它，雙手才可以做很多活動、做很多事，所以一旦肩關節出了問題，影響生活是很嚴重的。

肩關節疼痛這個問題或多或少大家都經歷過，發作得厲害時，大家都會想辦法積極就醫。五十肩想必大家也都聽過，但它只是俗稱而已，醫學上稱為「沾黏性肩關節囊炎」，是一種非常疼痛、影響生活甚巨的肩關節疾病。

不過，五十肩只是肩關節疾病的一種而已，肩膀疼痛還有許多其他原因，需要做鑑別診斷才能對症下藥治療好。許嘉麟醫師不但是復健專科醫師，對於治療肩關節疾病非常有興趣，而且非常專精，對於五十肩的治療尤其獨具一格。

許醫師在我們醫院開設特別門診，專門治療此類疾病，也治癒了眾多病患，深覺此病影響巨大，所以在行醫之餘，利用時間，寫了這本書。他用簡單易懂又極具幽默的筆調，將五十肩與其他肩關節疾病的生理、病理，以及引起疼痛的來龍去脈，說得清清楚楚，各種治療方式也解釋得明明白白，讓大家可以輕輕鬆鬆看完此書，增加醫學常識。

有肩關節疾病的人讀完這本書，將會有一條正確道路可走！

推薦序

一本濃縮了五十肩治療精華的書

周適偉教授（臺北市市立大學運動健康科學系教授）

復健科門診常常遇到病人主訴自己肩部疼痛的問題，最煩惱的是病人在就診之前，自認為是「五十肩」，做了許多拉單槓、甩手等活動，然而，五十肩發生率只有二～五％，除了五十肩以外，還有許多其他肩部疾患一樣會疼痛、角度受限，卻因為病人過度活動，造成後續的肌肉拉傷，甚至肌腱斷裂；反之，也有真正是五十肩的病人卻延誤就醫，讓沾黏的情況變得更嚴重，治療變得更棘手。

「五十肩」雖然常常被提及，但對於一般民眾仍是個模糊的概念，坊間眾說紛紜，常讓病人無所適從。許嘉麟醫師這本《自己的肩痛自己救：圖解五十肩保健與治療》深入淺出、圖文並茂，一開始就簡單明瞭地用快問快答方式，幫助讀者建立基本概念，再逐項從基本構造、病理機轉、治療方式、自我保健等內容分章細說，幫助一般人充實肩部與五十肩知識，並以圖文說明其他常與五十肩混淆的疾病，讓民眾更了解自己的狀況。內容詳實簡易、幽默風趣，點點滴滴都是許醫師這些年來，專心一意積累在五十肩治療上的精華。

其中穿插的病人小故事，囊括了人與人之間的各種情感，透過五十肩的病例，描述了夫妻、母子、父女、醫病之間的真情流露，讀起來令人動容。我與許醫師相識於長庚醫院任職主任期間，許醫師身為住院醫師一直都是溫厚敦實，對待師長及親友謙恭有禮，面對病人家屬盡心盡力，而專注發展五十肩治療，更是他這些年來不屈不撓、夙夜匪懈的成果。如今，這些成果全濃縮在這本書裡，不只有豐富的五十肩相關知識，還提供了具體可行的保健做法，其中更不間斷幫肩友打氣，鼓勵病人積極面對慢性疼痛，用健康迎接美好的明天。

無論是否有五十肩的困擾，都誠摯推薦閱讀本書，因為讀者將獲得的不只是五十肩相關的醫學知識，更能看見一位醫師，用心、真心照顧病人的初心。

推薦序

一本體貼肩友需求的書

黃美涓院長（桃園長庚紀念醫院名譽院長）

剛得知許嘉麟醫師要出書時，真是既開心又欣慰。自己的學生在復健醫學領域上有專注的方向，願意將行醫所得的知識、經驗和建議分享大眾，讓民眾為自己的健康把關，實在是可喜可賀。

許嘉麟醫師在長庚醫院復健科服務期間就非常優秀，敦厚斯文的他其實對醫學無比熱血，曾經遠赴英國雪菲爾大學研習，也在長庚大學工業設計學系兼任授課。處理病症資訊時，他常常會費心思做研究與分析，故能延伸出健康促進、疾病預防的方法。許醫師對病患也非常親切，很願意傾聽病患的各種疼痛、疑問，並且幫他們找出解決方法，也會思考如何防止病患的疼痛惡化，所以才有了這本針對五十肩而寫的《自己的肩痛自己救》。

這本書讀起來很輕鬆，因為書中並沒有用艱澀的醫學專有術語，反而使用了許多來自日常生活大小事的比喻，讓讀者可以輕鬆地想像醫療的各種步驟與目的，循序漸進的介紹從五十肩的源由、五十肩的成因、可能造成的問題、該尋求哪些醫療幫助、自己要如何配合等，都寫得清清楚楚，是一本很體貼五十肩病患需求的保健書。

此外，在這本深入淺出、圖文並茂的書中，每個章節後面都有許醫師門診病患的小故事，透過這些小故事，彷彿讓人來到許醫師為病患看診的現場，讓有肩患的讀者可以對號入座。許醫師細心地把病患與家屬對五十肩疼痛的看法、生活不便之處及醫病、親情的情感記事，活靈活現地敘述出來，好讓民眾在獲得正確的五十肩相關知識時，也能透過故事傳達人與人相處的溫度。

這本《自己的肩痛自己救》不僅是簡單易懂的知識描述，還是一本醫者對病患與民眾傾囊相授的貼心好書，請大家介紹給需要的人。

目次

十大快問快答，秒懂五十肩

該知道的肩膀二三事

五十肩大哉問

這不是五十肩之易混淆疾病

對抗五十肩的結論

我好像得了五十肩，該怎麼辦？

第一步：保持冷靜，莫驚慌

五十肩沒有想像中可怕。據統計，每一百人當中（不分年齡）只有二到五個人罹患五十肩，也就是說，您的臉書好友若有三百人，那就有六到十五人是五十肩；若是特殊族群如糖尿病患者，比例則增加到五倍。

第二步：找專科醫師確診

要確定五十肩的方法很簡單，前往一般復健科或骨科就診即可。找專科醫師確診是為了診斷是否真的是五十肩，不是別的疾病。

「對症才能下藥」可說是治療的金科玉律，任何疾病最重要的是知道是哪一種病。同樣是肩痛舉不起來，很可能是鈣化、肌腱撕裂傷、夾擠症候群，甚至根本就不是肩部的問題，而是頸部的。醫療疾病百百款，若是已經有症狀了，請醫師確診之後，早期診斷，才能早期治療！

第三步：積極治療效果最好

每種疾病都有治療黃金期，五十肩也不例外。

五十肩擺著不快點處理，黏住的肩關節囊就會像黏在地板上的膠帶一樣，愈久愈難分開，最後不得不用工具鏟除，但也會因此傷害地板。肩關節囊也一樣，愈黏愈多所需要的處理工具就愈多、清理時間愈久，還不如剛黏住就積極處理，免得小病拖成大病。

另一個常被忽略的是，周邊肌肉與肌腱會因為少動而萎縮。不信你看長期臥床的人不是瘦巴巴而是鬆垮垮。肌肉萎縮不用久，七天就開始了，意思就是說，若因為肩膀一動就痛而不敢動，只要超過七天，肩部與上臂肌肉便會開始萎縮，要練回來，並非易事。

所以，剛開始有症狀，盡早找醫師處理才是明智的做法！

第四步：哪種治療好？

每個人的需求都不同，病情也不同，醫療沒有哪個「好」，只有哪個「適合」。

輕微的五十肩（只有一點卡卡，痛還好），不用到院治療，在家自行認真伸展，便能有很好的效果；中度的五十肩（有卡，某些角度很痛），可以進行物理治療，漸進式拉開關節囊，並保持日常活動度，認真復健，半年內會有改善。

嚴重的頑固型五十肩（很卡、很痛、無法睡），請盡快接受您的主治醫師提供的醫療選項，現在無論是關節鏡、關節鬆動術或肩關節囊擴張術都有相當療效，真的不需要讓五十肩影響您做其他大事。

第五步：治療完，仍需保持適度活動

不管是哪一種治療，都需要肩友保持活動，因為五十肩是肩關節囊「沾黏」造成的，而五十肩的肩關節囊內會有大量的血管增生，在活動時容易出血，可用擴張術另外注入大量的擴張液稀釋血液濃度。肩友在其他治療後活動，多半會因為血管斷裂而感到疼痛，但若因此不積極活動，還是會產生沾黏的狀況，治療效果將大打折扣。

診間小故事——阿嬤，妳為什麼不開心？

眼前這位肩友被假日回來探親的三歲小孫女問倒了：「阿嬤，妳為什麼一直不開心？」童稚的聲音，小小的手，歪著頭，看著向來很疼她的阿嬤眉頭深鎖，時不時活動手臂唉聲嘆氣，早上起床也愁眉苦臉的，整個人宛如烏雲罩頂。

原來這就是五十肩，痛起來真的像拿刀在刺，不知道哪時才會好，做復健也有一搭沒一搭，想睡個覺不管它，一翻身卻又壓到痛醒，怎麼可能開心得起來？

阿嬤原以為自己調適得很好，沒給家人添麻煩，其他人也沒多問什麼，沒想到被小娃兒看得真真切切。

被小孫女一問，阿嬤像是醍醐灌頂，覺得自己應該積極治療，便叫兒子幫忙尋找其他治療方式，輾轉來到我的肩關節整體評估門診，很快展開療程。

「小孩看得很清楚的！」她微笑點點頭，像是所有寵愛孫兒的奶奶那樣慈祥。「她下星期回來，我要對她說：『阿嬤不痛了！很開心喔！』」開朗的聲音，逗得大家都笑了。

十大快問快答，秒懂五十肩

Q1：什麼是五十肩？

本名為沾黏性肩關節囊炎，小名肩周炎（中國大陸用法）、冰凍肩（歐美用法）、肩凝症（中醫用法）及五十肩（日本與臺灣用法）。指的是「肩」的「關節囊」有「沾黏」而產生發「炎」。詳見第五十頁〈什麼是五十肩？〉。

Q2：五十肩可以預防嗎？

五十肩病因不明，一般建議避免內科疾病及肩部外傷，是最有效的預防方式，其他方式沒有很多研究證實。詳見第八十三頁〈五十肩保養基本觀念〉。

Q3：五十肩有什麼症狀？

「角度受限」、「睡眠壓痛」及「活動疼痛」，此三者是典型症狀。詳見第六十四頁〈五十肩＝「沾黏性」「肩」「關節囊」「發炎」〉。

Q4：誰容易得五十肩？

好發族群為：四十至六十歲之間、有內科疾病者（糖尿病、心臟病、甲狀腺疾病）、女性較男性多、手臂久未活動（打石膏、臥床、開刀後）、肩部外傷者。詳見第五十七頁〈哪些病友容易得到五十肩？〉。

Q5：五十肩會自己好嗎？

有些人會，有些人不會，沒有辦法知道分別是哪些人。有些人兩、三年後不痛了，但手會卡住，這樣也不算好。

五十肩自癒？只要做這個動作就知道好了沒！詳見第九十頁〈五十肩這樣才算好〉。

Q6：五十肩自然周期多久？

半年到七年，甚至十一年都有記載。詳見第九十頁〈五十肩這樣才算好〉。

Q7：五十肩怎麼治療？

「輕微五十肩」至「中度五十肩」認真復健三個月可以看見初效，「頑固型五十肩」有內視鏡、關節鬆動術、肩關節囊擴張術。詳見第八十九頁〈五十肩治療〉。

Q8：「肩關節囊擴張術」是什麼？

肩關節囊擴張術是新式的五十肩治療方式，原理是用擴張液將沾黏處「物理性」撐開。

在門診可以完成，不需進手術室，過程輕鬆，治療效果極佳。目前需自費，一次療程內含五次治療，一星期一次的治療效果最佳。詳見第一一二頁〈進階五十肩治療〉。

Q9：建議的居家運動是？

運動也是一種治療，請先詢問您的醫師合宜性與適合的運動項目。若處於急性期，千萬不要任意甩手或拉單槓。

輕微五十肩可在家緩慢、漸進式的運動，詳見第一三一頁〈五十肩保養運動〉。

Q10：我還可以多做什麼？

可以補充足夠的營養，讓身體修復得更好。詳見第一三二頁〈保養運動基本原則〉。

診間小故事——為所愛的人，治好頑固型五十肩

一對中年夫妻臉色沉重進到診間，先生不發一語直接坐在診療椅上，眉頭皺出「川」字，看來身體不適、心頭煩悶已經好一陣子了。細問病史，他左肩疼痛，睡也睡不好、一動就痛，肩膀兩個角度受限，典型五十肩症狀，所幸沾黏程度不是非常嚴重，一般的肩關節囊擴張術治療效果就非常好。

為了讓病人免於多次奔波、當晚就可以好睡，我通常會特意留時間讓病人能夠在當天接受治療，不然今天看診，改天檢查，再改天治療，實在太折騰了，現代人哪有這麼多時間？雖然不免一下子照X光、一下子照超音波、一下子去注射室，但總比改天再來一趟好多了。

向他們解釋治療程序時，原本一直安靜在旁的太太突然說：「沒有那麼嚴重吧？」臉色很不好看。「自己拉個單槓就會好了吧？」她說。原來太太兩年前也有肩膀疼痛的問題，但因為忙於工作，並沒有接受完整治療，據她說，除了手還是有一點卡卡的，偶爾會拉傷，她的五十肩「自己好了」，根本不需要治療，她不理解為什麼一樣是肩痛，先生就整晚睡不著，唉聲嘆氣的，白天事情都不能做。「如果你白天和

我一樣忙，晚上根本睡不醒！」兩人互不相讓，氣氛很尷尬。

五十肩肩友常面臨這樣的冏境，肩膀痛好似很普遍：「怎麼別人都自己會好，但我都不會好？」流行病學指出，每一百個人中有二到五個肩友，據我這些年專治肩膀的臨床經驗而言，每一百個五十肩，只有一個是嚴重沾黏的頑固型，但那個人也因此會被身邊的人（即使是枕邊人）認為是無病呻吟，日子久了，也會慢慢失去耐心。

所幸，現在頑固型五十肩治療不用拖，那位先生當天就接受了肩關節囊擴張術。之後返診時，和老婆笑咪咪地並肩進入診間，老婆先說：「真的很有效，那天晚上他睡到打呼，沒有動來動去，我就不需要趕他去客廳了！」老公接著說：「都怪我之前不積極處理，以為自己會好，吵到我老婆也跟著睡不好，早該來打針了！」

生活快樂其實很簡單，無病無痛就能正向享受生命的美好。年紀漸長，身體已經不是自己一個人的，要為心愛的人好好照顧自己，才能讓所愛幸福快樂。

該知道的肩膀二三事

「醫生，我這裡痛！」

「許醫師，這是脖子還是肩膀的問題啊？」

常常見到病人來到診間，納悶自己的肩膀疼痛，擔心是五十肩，理學檢查後才發現不是肩膀，而是脖子。

人體的構造相連，為了快速確認部位，以利診斷，醫學不論古今中外都會分門別類，為各個部位命名，光骨頭就有二百零六塊，各有各的名字，還沒算上神經、血管、器官、組織等，當初命名的醫界先驅也真是厲害，可以取這麼多不重複的名字。

然而對一般人來說，這些難記的醫學名詞常常成為阻礙，影響自己向

疼痛部位對照圖

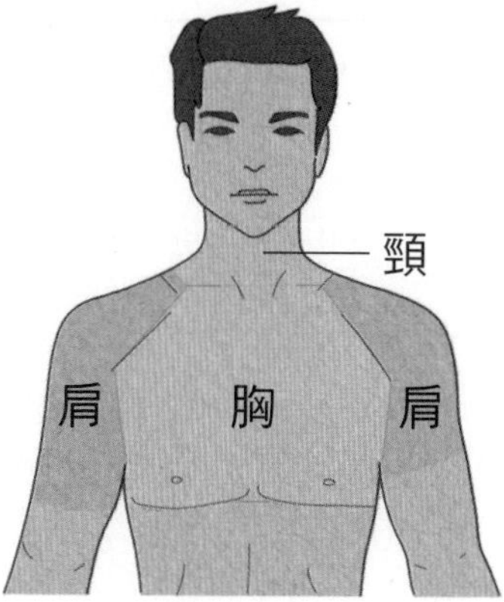

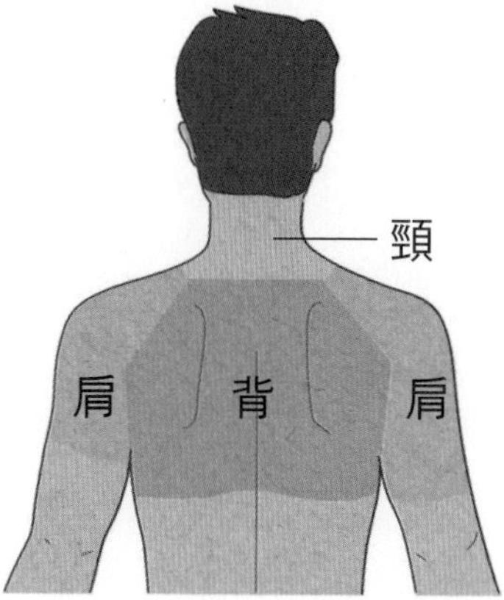

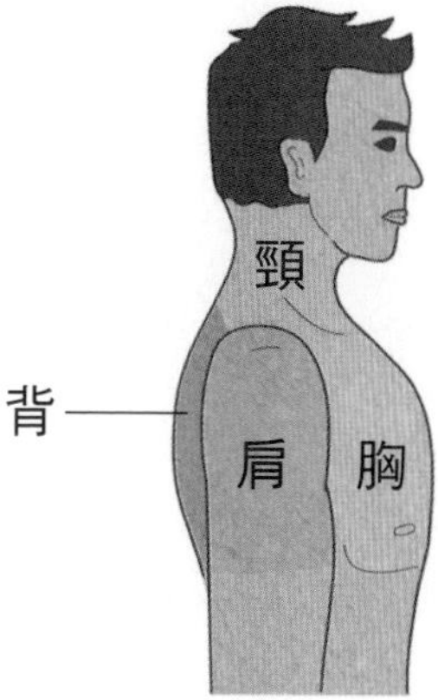

醫師解釋病情的準確度，讓病人在一開始定義問題時，就偏離了方向。像是門診中常見的五十肩病人，很多時候都以為是頸部疼痛不能轉動，看遍了骨科、神經內科、中醫，最後才發現是因為關節囊沾黏，引發了角度受限、睡眠不足，所以才造成落枕等頸部症狀。只是因為頸部症狀明顯，且過去多半有些經驗，怎麼也想不到居然已經到了五十肩好發的年齡。

除了頸部和肩部分不清楚，肩部和背部也常混在一起，更不用說胸口與肩膀更是緊密。在醫學裡，這些部位都有明確的楚河漢界，部位弄錯了，診斷可能就會跟著弄錯。

上一頁的圖提供了約略的部位位置，由圖中可以看出，肩部的位置比想像中長些，一路到頸的根部，但也比想像中窄些，上半身多半是胸與背的領土。若是上半身出現疼痛，不妨先對照一下這張圖，幫助釐清疼痛部位，免得找錯了對象！

深入看肩膀

知道了肩膀的位置，接下來讓我們以治療的角度，把肩膀由外到裡分成三層。第一層是皮膚與肌肉，第二層是肌腱、韌帶與肩關節囊，最裡面則是骨頭。

第一層：皮膚與肌肉

肩膀第一層是皮膚與肌肉，這層是最常見的疼痛來源，舉凡碰撞、瘀血、肌肉拉傷、痠痛，十之八九的疼痛都發生在此。皮膚與肌肉最大的特色就是可以「拉」，其獨有的延展性就像是可以拉長的橡皮筋，透過訓練能增加活動度與靈巧性。反之，若缺乏訓練，也和橡皮筋一樣會脆化、僵硬，只能透過慢慢的復健，一點一滴恢復原有狀態。

好在，皮膚與肌肉除了自己認真運動、伸展，還可以藉由外力的推拿或按摩增加彈性。坊間大大小小各式各樣的推拿大行其道，就是因為肌肉痠痛時，可以經由他人的推推捏捏，幫助肌肉放鬆下來，特別是長期臥床的病人，若有良好的被動運動，肌肉與皮膚的彈性也可以保持得相當不錯。

第二層：肌腱、韌帶、肩關節囊

皮膚與肌肉大家耳熟能詳，但是肌腱、韌帶、關節囊，就有點讓人摸不著頭緒了。人體為了固定肢體，可說是無所不用其極，這三種比較細緻

肩部構造圖

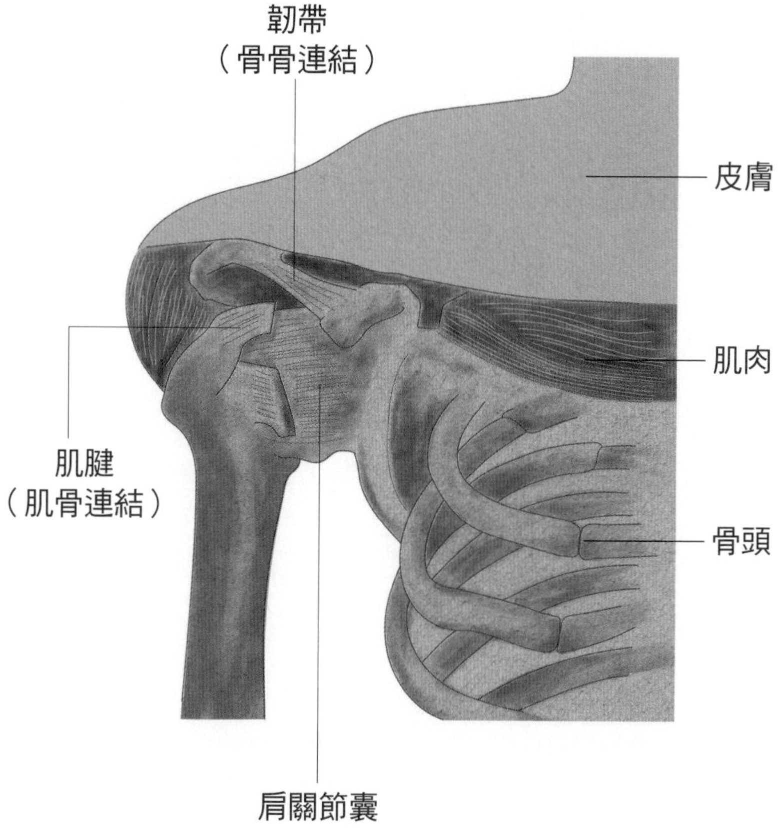

韌帶
（骨骨連結）
皮膚
肌肉
肌腱
（肌骨連結）
骨頭
肩關節囊

的組織，其實是身體為了把兩個主體固定在一起而產生的「膠帶」，也就是吃肝連時白色的、要咬嚼的那部分，我們常說的「筋」。

人體的固定組織不像市面上為了能夠黏貼不同材質、不同重量、不同功能的物體，有各式各樣寬、厚、窄、有點黏又不太黏等形形色色的整排膠帶牆那麼誇張，醫學前輩們把「人體固定膠帶」簡單地分成三種：

「肌腱」——肌肉連骨頭的部分

肌腱的概念，有點類似我們在固定騎樓的紅布條時，先把四角的繩子綁在柱子上，再用膠帶把繩子貼一圈，避免風大繩子鬆動的感覺。布條很軟，過於有彈性，固定效果不好，較硬一些的「肌腱」卻能延伸到骨頭上，黏得緊緊的，既維持肌肉的活動，又可以把肌肉（布條）固定在骨頭（柱子）上。

「韌帶」——把骨頭和骨頭連在一起

骨頭和骨頭之間若是沒有固定好，一旦活動時，骨頭肯定位移！在骨與骨之間，為了維持體態，中間便以「韌帶」做為橋接。在高度活動的硬物與硬物之間，無法再使用硬的接著物，韌帶既柔軟又富有彈性，既能固定，又能提供活動度。

「關節囊」——整個包起來

有時候，固定的部位不像骨頭和肌肉那樣平平整整，而是像肱骨頭一樣圓滾滾的，造物主索性把它整片貼起來，就像從淘寶集運商品回來，總是會被膠帶牢牢地五花大綁那樣，既牢靠，又可以確保關節的穩定性。因為被綑成一球，像是用袋子把整個關節裝起來，所以稱為「囊」。

肌腱、韌帶、關節囊的共同點在於有部分彈性、比較硬一些，血流供應較少，自行修補較為困難，也很難從外部就處理妥當。因此在治療時，多半會透過注射或手術來修補，肌腱是透過縫合，關節囊沾黏則是透過關節囊擴張術、內視鏡等方式進行治療。

最裡層：骨頭

骨頭可以細分成硬骨與軟骨，嚴重的骨頭問題要進開刀房才能處理。常見的硬骨疾病為骨折，必須透過內外固定的方式，讓骨頭回歸正軌，時間至少是一個月起跳，骨裂的部分才會慢慢癒合。軟骨則像車子的煞車皮，使用年限長、不當使用，都會造成它的磨損，只是人體更換軟骨不像車子更換煞車皮那般簡單，需要在開刀房裡才能進行更換。

肩膀怎麼固定在軀幹上？

肩膀是全身最會動的關節，位於軀幹與手臂的會合處，兩邊都是硬骨頭，又要接在一起，又要保持手臂可以多方向靈活轉動。而且手臂那端的肱骨是圓形的，好讓手臂可以往前、往後、往上、往下等多角度活動。關於肩膀，造物主的巧思不只是製造了很多零件來固定，祂絞盡腦汁，什麼招都上了。

第一步：做個爪子，抓住球體狀的肱骨

感覺很類似將珍珠固定在戒臺上時，會先做一個內凹放珍珠，戒臺會比珍珠小一點，旁邊的爪子微微向內扣住珍珠。

第二步：用繩子緊緊綁住

固定了圓滾滾的肱骨頭，但連著的手臂還是會晃，於是就用四條大繩子（肌肉）從四面八方將手臂的肱骨綁起來，綁得緊緊的，這樣牢靠些。

第三步：用膠帶黏住

繩子綑好了，但還有些鬆動，接著再用小片的韌帶到處黏，甚至用大片的肩關節囊把整個肩關節包住，讓肩關節更加穩定。

第四十六頁的插圖，清楚說明了造物主是如何「五花大綁」我們的肩部關節。

從以上可知，肩關節的穩定是由肩胛骨（爪子）、肌肉（繩子）以及韌帶、關節囊（膠帶）同心協力維護，換句話說，以上三者要是有人怠工，其他穩定系統便需要加班，或是根本無法負荷，而讓肩關節產生不穩定的情況，因而衍生出許多肩部疾病。

也因此，肩部疾病常常是合併發生，若是肩部不穩定，造成長期拉扯肌腱產生發炎，活動度因而下降，久了以後也可能引起關節囊沾黏，便會形成五十肩。

被「五花大綁」的肩部關節

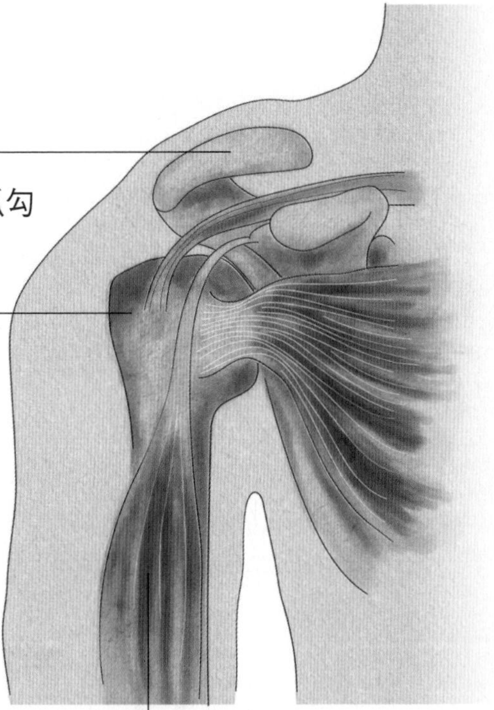
①爪子卡住
「肩胛骨」三爪勾
圓滾滾的
肱骨頭
③膠帶黏住
小片的是「韌帶」
大片的是「關節囊」
黏在骨頭與骨頭之間
②繩子綁住
「肌肉」把骨頭與骨頭綁在一起

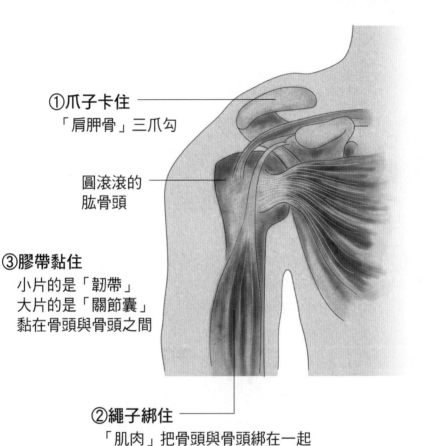

診間小故事——不再痛到掛急診，兒子可以安心睡了

五十肩最惱人的是沒日沒夜的疼痛，動也痛，不痛更痛。外觀看不出來，一旦痛起來，夜間衝急診的肩友可不少。

這是林媽媽第五次肩關節囊擴張術療程，這次做完以後，五十肩治療就全部完成了。她的五十肩發作得又快又猛，不像其他肩友歷經三個月或半年以上的其他治療，因為都無效才來就診。

據她描述，大概兩個月前某天晚上打包垃圾袋時突然很痛，本以為是肌肉拉傷，想說天氣冷，身體比較僵硬，沒想到那星期卻愈來愈痛，一個多禮拜就痛到晚上衝去掛急診，淚眼婆娑地向急診醫師說，她過去這星期都沒辦法連續睡超過兩小時，天氣又冷，在床上翻來覆去，自己難過，旁邊人也難過。

「真的好痛！」林媽媽至今講起來還是餘悸猶存，邊說邊忍不住摸摸肩膀，像是害怕疼痛感再度重來。

林媽媽的兒子在竹科上班，沒住家裡，那天她痛到沒辦法睡，百般無奈之下去急診求治時，因為怕吵到兒子睡覺，隔天早上才聯絡他。沒想到才講完卻被兒子臭罵了

一頓，很嚴肅地警告父母，再有這樣的情況，不管幾點，他的手機都會放在床頭，一定要通知他！

做父母的怎麼會不理解兒子的孝心，雖然被疾言厲色了一番，心中卻是暖的，覺得兒子長大了，會擔心父母了，心中有些感動。

林媽媽說，自從兒子發現她曾經因為五十肩痛到半夜掛急診後就常常睡不熟，雖然嘴上沒講，但是看著孩子長大的父母總是可以從兒子聯絡的頻率和語氣，了解那些非語言的訊息。

「哎，我讓兒子擔心了！」林媽媽語氣中有點抱歉。

接著她語氣一轉，笑著說：「我做完第一次肩關節囊擴張術治療後，他就睡得比較好了！」

人家說母子連心，科學可以解釋很多有憑有據的事物，卻很難解釋兒子看到媽媽治療後的笑臉、聽語氣就知道媽媽是真的好了很多、真的不痛，而不是在安慰他。一家人，原來指的是一直在一起的心。

「一轉眼，兒子早就比我高啦！」已經可以舉高的手，比出兒子的高大，林媽媽笑得很滿足。

五十肩大哉問

什麼是五十肩？

西醫把「因為關節囊發炎而黏住」的疾病，合成一個專有名詞「沾黏性肩關節囊炎」，指的是原本做為活動用的肩部關節囊，不知為何縮成一團，且分泌出許多修補黏液，反而讓肩關節這個轉軸轉不動了，形成第一個典型症狀「**角度受限**」。因為沾黏，活動時會拉扯發炎組織，所以產生「**活動疼痛**」，同時，因為愈不動會黏愈緊，與其他肌肉、肌腱疾病不同的「**睡眠壓痛**」因此而生。

您可能聽過沾黏性肩關節囊炎的俗名「五十肩」，這是個充滿歷史與文化的疾病。從古自今，不分中外，古人與外國人都觀察到五十肩有「好發在五十歲上下」、「肩膀卡住」以及「會慢慢不痛」這幾個特殊的症狀表現，便依照各自所屬文化在意的觀點，為沾黏性肩關節囊炎取名。

日本重視年齡，看到患者都在五十歲上下，取名「五十肩」，臺灣早期因受日本醫學影響甚深，沿用至今。中醫與歐美則從肩膀卡住，宛如被瞬間冷凍，卻又好像會隨著時間改善的特性，中醫喚作「肩凝症」，歐美喚作「冰凍肩」或「凍結肩」。不管是凝或凍，都有從液體變成固體，那種瞬間停止，又隨著時間溶解的感覺。

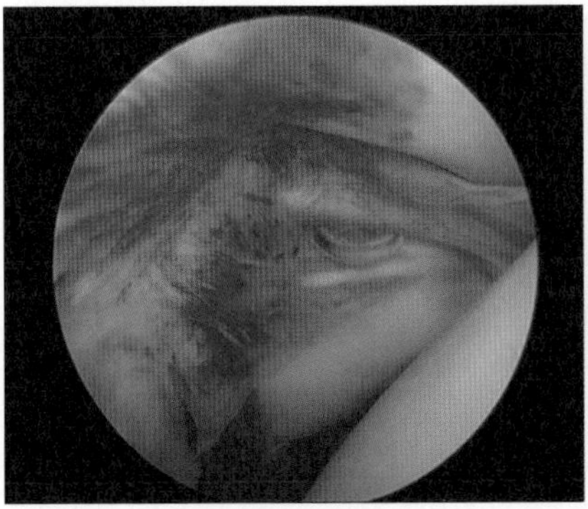

五十肩的肩關節囊

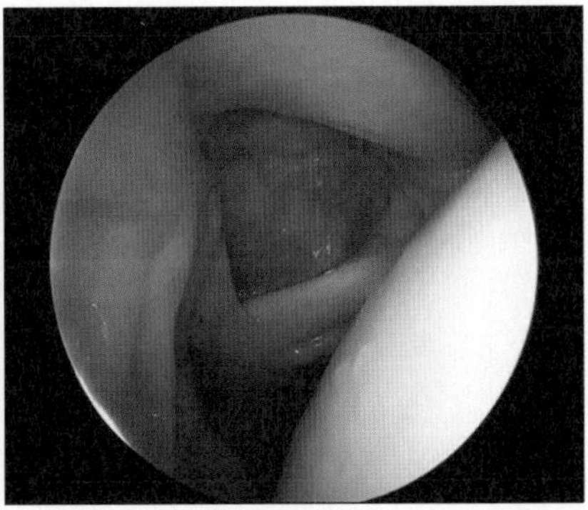

正常的肩關節囊

中國大陸用語「肩周炎」則是從疾病別命名而來，指的是整個肩膀及周邊都在發炎的狀況，與西醫的「沾黏性肩關節囊炎」一樣是個很貼切的用詞，明確指出五十肩就是肩膀發炎。若是常常兩岸三地跑的肩友，對這個名詞應該不陌生。

我的肩痛是五十肩嗎？

五十肩因為名字多，很像籤桶裡放的都是同一張籤，總是容易被抽中。門診時，舉凡肩痛的患者，十之八九都說自己得了五十肩。然而，醫學上統計，每一百個人之中，只有二至五個人真的是五十肩，換句話說，有高達九五％的人並不是五十肩。

醫療最難的是診斷，因為只有「對症」才能「下藥」，而人體結構交錯複雜，光是肩膀就有神經、血管、骨骼、肌腱、筋膜、肌肉等組成，病症可能是肩關節夾擠症候群、沾黏性肩關節囊炎、肌腱炎、肌肉拉傷、不穩定肩關節、退化性關節炎，也可能問題根本不是肩部，而是頭或背部，期望一般人能夠分辨這些，真的是太為難了。

但是，我們可以逆向回推，從五十肩的典型症狀來檢查自己是不是五十肩。舉例來說，當您因為年終大掃除、從事某種激烈運動、抱了好久不見的小孫子以後，產生肩部疼痛並強烈懷疑自己是五十肩時，可以透過以下三點自我檢視，判別罹患五十肩的機率：

一、年齡需大於四十歲

如前所述，五十肩的本名是「沾黏性肩關節囊炎」，這種因為關節囊發炎而黏在一起的過程，不會因為一次、短期的肩部過度使用就產生，而是長期的、漸進式的發炎，最後因為黏在一起而產生了角度受限與疼痛的問題。這種病症與年齡有非常正向的相關性，宛如被造物主設定了定時器。除非是外傷或是其他疾病造成，不然肩膀都是原廠保固四十年不會有沾黏，四十歲以內的五十肩非常少見。

前文提及，古今中外的醫學專家針對此病症各自觀察、各自命名。發炎是古今中外醫學專家們的共識，但日本人以年齡做為區分，卻是非常獨樹一格的觀察。醫學教科書上清楚寫著「低於四十歲以下，少見」，雖然目前病因仍不清楚，但一般來說，除非是本身有全身性疾病，如糖尿病、甲狀腺、心血管問題，或是外傷造成手臂長期無法活動，或是撞擊造成出血或發炎，四十歲以下的肩部疼痛多半是其他周邊問題，如肌筋膜症候群、鈣化、夾擠症候群等，而非五十肩。四十歲至六十歲的肩痛在診斷時，也必須再納入五十肩的理學檢查。

二、角度受限，扳也扳不動

角度受限換成一般人的說法，就是「手舉不上去」、「卡住」，日常表現是無法扣內衣、無法拉褲子，或是背部想抓癢時抓不到，得用「不求人」。有些人會以為這是因為肌肉太緊、太胖或天生就這樣，但理論上來說，人體的肩部結構設計是可以多面向、多角度活動的，以因應人類的日常生活，特別是「以前可以，但是現在不行」的動作，其實都是關節出現問題的特徵。

過了五十歲，還會有五十肩嗎？

會，五十肩「好發」於四十歲到六十歲之間，意思是說，第一次發作的年齡，多在這個年齡區間，但若是沒有積極治療，六、七十歲手還卡住的，大有人在。不信看看爺爺、奶奶們是不是都愛穿前扣式襯衫、抓癢時會叫孫子幫忙抓背？那就是肩關節囊還沾黏的證據啦！

由於五十肩的角度受限原因出在關節囊被黏住，即使旁人用力扳，也無法提高角度。這點和肌腱撕裂傷、夾擠症候群不同，這兩者是因為太痛所以抬不高，五十肩卻是貨真價實的構造問題，也是最簡易的判斷特徵。

除了日常活動上的不便，肩友也可以透過第五十八頁的三個動作做為自我檢查的標準，若是三個動作中有兩個怎樣都做不到，罹患五十肩的機率就相當高喔！

三、**睡眠壓痛，休息不會好**

睡眠壓痛應該是五十肩最惱人的症狀，也是它與肌肉等其他軟組織損傷時最大的不同。

五十肩是一種關節沾黏，疼痛的原因來自於沾黏，一旦保持不動，關節內就會黏得更緊，特別是夜間睡眠長達好幾個小時不動，一翻身往往痛醒。然而，肌肉等軟組織則是需要休息才會緩解。舉例來說，不小心騎車

「犛田」，皮膚破了一大片，膝蓋部位好得最慢，因為蹲下、起立、走路都需要彎膝蓋，皮膚沒辦法好好修補，自然好得比較慢。

五十肩因為樹大招風，大家都把肩痛推給它，但是，每一百個人裡只有二至五個是真的得到五十肩，嚴重到變成「頑固型五十肩」並需要肩關節囊擴張術的人，一萬個人也許都沒有一個。未來肩友若覺得肩部不適時，可以透過上述三個判斷標準，「年齡大於四十歲」、「角度受限」、「睡眠壓痛」，先行自我檢測一番！

哪些病友容易得到五十肩？

五十肩與江湖上盛傳的「冷氣直吹」、「睡覺沒翻身」關聯性不大，倒是和許多內科疾病有關。以下介紹容易合併肩痛的內科疾病：

五十肩
自我檢查三動作

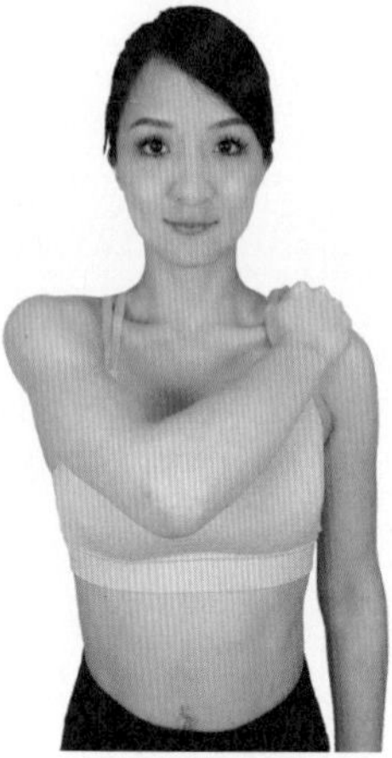

摸對側肩

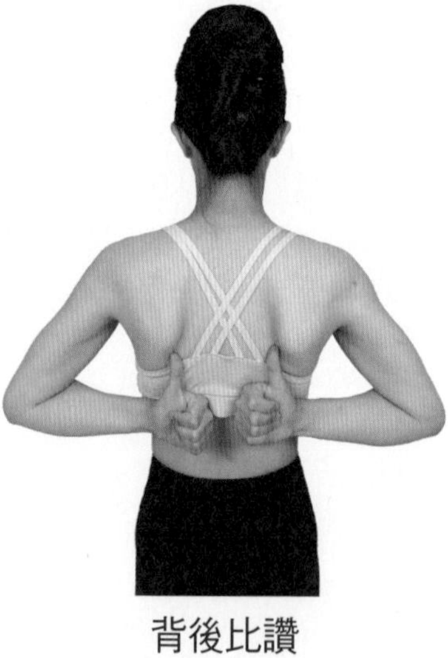

背後比讚

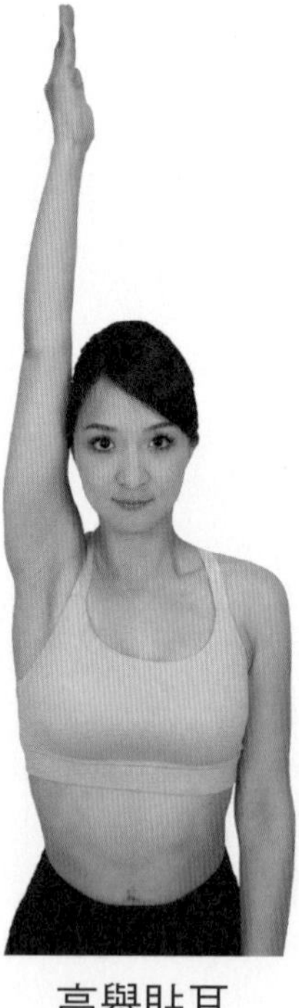

高舉貼耳

一、**糖尿病**

研究指出，高達二五．七％的糖尿病病友曾經肩部不適，五十肩發生率是一般人的五倍之高，而且有相當比率是兩側肩膀同時發作，併發鈣化性病變。糖友的五十肩治療會比一般患者來得差，治療期也較長。

二、**乳癌**

「乳癌患者在手術後六個月時，發生肩關節僵硬與關節活動度受限的機率為一〇至五三％」。換句話說，高達一半的乳癌手術後患者可能會因肩部僵硬而有五十肩的問題，比例遠高於其他族群。

三、**中風**

中風引起的肩痛比例不少，醫學界還有專有名詞，稱為偏癱肩痛或中風後肩痛（Hemiplegic shoulder pain）。據研究，高達八成以上的中風患者有肩部疼痛的問題，有兩成（二〇～二四％）約持續一年四個月，另有三成（三二％）較嚴重的患者多年後還是感覺疼痛。

另一項研究則將肩痛的發展更細緻地按月追蹤，調查了三百零一位中風患者，總共有一百九十八位表示有肩部疼痛的問題，同樣高達八成（八三％）。一開始時，只有一成的人說會痛，但到了第四個月，爆增成一百五十六人，疼痛度最高；到了第十二個月，只有八個人說不痛，剩下一百四十八人仍然覺得疼痛。臺灣二〇一二年發表的研究指出，中風患者在一年內患側肩痛的比例高達九〇％，一樣是在三個月至一年之間陸續出現肩痛，與國外研究的結果雷同。

四、其他相關內科疾病

除了糖尿病、乳癌與中風患者，其他如甲狀腺、洗腎、心血管疾病等患者，也比一般人更容易罹患五十肩。

「預防勝於治療」是最基本的醫療原則，內科疾患控制妥當，併發五十肩的機率則與一般人相當，希望大家不要再以訛傳訛，相信什麼外在冷風、壓迫就會得到五十肩。擁有正確的觀念，才能正確預防。

哪些檢查可以確診五十肩？

一、X光：檢查骨頭與關節囊的狀況

以肩痛為主訴的病患，在肩部X光檢查中發現有異常的比率僅二〇%，另外八成的人會被醫師告知「骨頭沒事」。在醫學上，難的不只「是」什麼，還有「不是」什麼，因為疾病往往不會單一發生，而是多重合併。病人因為肩痛就診時，透過X光，醫師可以看出有無骨折、脫位、關節囊發炎攣縮、肩峰下空間是否狹窄、骨刺，以及肩胛骨的形狀與位置是否正常等，知道愈多，愈能找出真正的病因，才能在同一時間一併處理

病人的不適，免去病人舟車勞頓之苦。

二、軟組織超音波：看肌腱、肌肉等軟組織是否腫脹

X光檢查正常的肩痛病患，可以再透過超音波檢查肌腱、韌帶、滑囊、關節等周邊軟組織的構造。這些以往只能透過昂貴且排程時間長的核磁共振才能檢查的構造，在軟組織超音波的發展之下，變成在門診即可獲得快速、費用低廉的檢查。此外，軟組織超音波還提供了動態式檢查，對於肩夾擠症候群或肱二頭肌腱半脫位等病症來說，可以有效提高診斷的準確率。

醫用的診斷式超音波是利用將高頻音的能量轉換成以聲音繪圖的方式，轉為影像以供醫師判讀，可以看出軟組織腫脹、充血的情況。在目前的相關研究中，並未發現醫用超音波檢查對於生命體的嚴重危害，再加上其方便、快速、動態的特質，早被廣泛使用於內科、婦產科等醫學領域，

卻一直到近年才被拿來做為軟組織的檢查利器。透過超音波，更能簡單地在門診執行肩關節囊擴張術，免於讓病人麻醉、注射顯影劑等風險。

三、智復寶：功能性角度測量

一般日常生活中，必須要有一定的肩關節活動度，才能達成特定的生活功能。例如必須要外轉六十度才能順利洗頭，內轉六十度才能順利幫背部抓癢。以往針對肩關節角度的量測常常取決於醫師的主觀測量，若要獲得客觀數據，需要使用研究室專用的精密儀器才能測量，過程繁瑣，因此臨床實用度低。而今，隨著臺灣生技產業的發展，出現了一些簡單易用的角度動作測量儀器，例如仁寶科技的 Boostfix「智復寶」動作偵測器，就提供了相當準確的角度測量與相對應的動作訓練，對於臨床上的病患肩關節角度量測、角度追蹤與復健動作訓練，都有很好的輔助效果。

五十肩＝「沾黏性」「肩」「關節囊」「發炎」

說起來，西醫命名不若古人及日本人有趣，往往光讀病名就能理解整個疾病的來龍去脈。

正如「沾黏性肩關節囊炎」字面上的意思，五十肩指的就是負責活動的「肩關節囊」（見第六十六頁圖）發炎、黏住，所以產生了疼痛與角度受限的問題。造成肩關節囊發炎的確切原因，醫界並未非常明朗，只知道一旦肩關節囊發炎，身體為了自癒發炎所造成的組織破壞，會用很多「膠水」（纖維母細胞）進行修補。然而這一黏，破損的地方黏好了，但也把整個關節囊一起黏住了。這情況類似我們用三秒膠黏東西時難免會沾到手指頭，這時如果不快點把手指頭分開或把膠水洗掉，手指也會被黏在一起。換言之，不論是身體細胞或人體本身，都是把不該黏住的東西黏在一起，動彈不得。

五十肩的沾黏哪裡來？

人類來自於造物主，又傳了千千萬萬代，當然不可能總是在身體修補上顯得如此笨拙，會產生「過多膠水」、會因為「保持不動」而讓肩關節囊黏住，大概不脫這幾種情況：

纖維母細胞

纖維母細胞（fibroblast）是生物結締組織的基本構造，負責合成胞外基質和膠原蛋白的細胞，是動物傷口癒合非常重要的角色。

正常肩膀與五十肩的肩關節囊

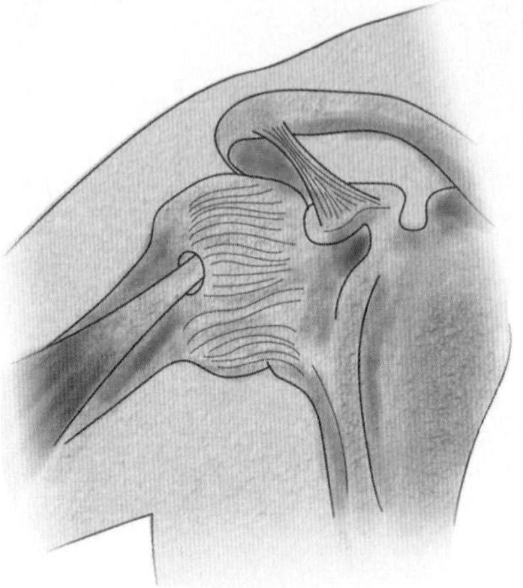

正常的肩關節囊

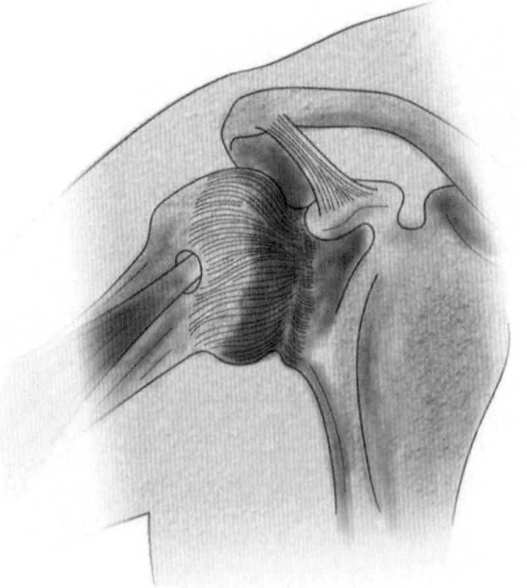

沾黏住、罹患五十肩的肩關節囊

膠水太多型：肩部組織發炎、全身性疾病或關節囊內有血

膠水太多的第一種情況是「肩部組織發炎」。肩部組織還包括韌帶、肌腱、骨頭、肌肉等，五十肩的產生原因雖然尚未明朗，但有很高比例是旁邊的鄰居罷工或鬧脾氣，搞得關節囊不得安寧，連帶受到牽連，像是鈣化、旋轉肌發炎等，都會讓關節囊跟著發炎。

第二種情況是「全身性疾病」。包括糖尿病、甲狀腺疾病、心臟病等，這些疾病會讓身體處在容易發炎的狀態，血管排除廢物的能力也相對較差。其實不只五十肩，還容易產生其他疾病，復原狀況也會較健康的人緩慢許多。

第三種情況是「關節囊內有血」。血液本身就很黏稠，乾了也會黏住組織。關節囊內的出血有很多種可能，除了五十肩的發炎會讓血管容易受傷、車禍或意外造成外傷、直擊肩部等，都會造成出血。治療時若過度復健拉扯或開刀，也會讓關節囊內有出血的問題，治療上的出血在所難免，

保持活動即可。

固定不動型：醫源性限制活動或是活動太少

關節囊內若有膠水又不趕快活動，膠水乾掉就會黏在一起，而且靜止時間愈久，黏得愈緊，和3M掛鈎要求靜置二十四小時的道理相同。因此，輕微五十肩的肩友與接受侵入性治療的肩友，請把握前三個月黃金期積極復健，別讓膠水黏住了，不然治療會更加棘手。

一般而言，肩部最常見的長期不動是「醫源性的制動」，像是車禍後打上石膏，就不敢動了。這也是為什麼明明骨科醫師說手臂骨骼已經長好卻痛得不得了，舉也舉不高、睡覺會痛醒的原因——打石膏後，斷骨長好了沒錯，但是改得五十肩了。

還有一種是全身性虛弱造成的「整體活動量下降」，像是大病初癒，臥床半年，光站在床邊都很喘，或是頭頸部或乳癌開刀以後，因為傷口疼痛而不敢活動等，都會讓手臂的活動量下降，關節囊黏住的機會比一般人來得高。

不過，並非所有固定不動的人都會得五十肩。以盛行率來說，每一百人只有二至五人真的是五十肩，高危險族群中的比例則比其他人高上許多，像是糖尿病患者得到五十肩的比率就高達四分之一至三分之一。

從冰凍到解凍，五十肩分三期

江湖盛傳，五十肩「擺著不要理，時間到自己好」，這句話對也不對，我們先來看看五十肩的疾病周期是怎麼一回事：

第一期：有點痛的「疼痛期」

「疼痛期」也叫「發炎期」，這期的肩友常以為是因為最近過度使用肩膀，休息一下就好，孰不知愈睡愈痛！

疼痛期的特徵是活動肩關節時，可明顯感覺肩膀深處的疼痛，以為睡一下會好，卻逐漸出現夜間不活動也會疼痛的狀況。肩友常為了避免關節因活動造成的疼痛，出現代償性調整姿勢，肩部的周邊肌肉被迫增加旋轉度，反而造成肌肉痠痛。也就是此時，肌肉與關節囊會痛在一起，分不清楚到底是裡面痛還是外面痛。

此期肩友就診時，他們的肩和背常常出現過度熱敷的「低溫燙傷」大理石痕，甚至不用問是哪一邊的肩，一看就知。

第二期：又痛又卡的「增生性滑囊炎期」

「增生性滑囊炎期」又稱「黏連期」，前面是發炎，現在是黏在一起。這期肩友會感覺疼痛度有些下降，但卻穿不了衣服！

一旦關節被黏住，肩部活動角度就會受限。最常見的典型症狀是肩關節無法外轉、內轉及外展，生活因此大受影響：需要不求人抓癢、改穿前扣的衣服、無法梳頭等。為了完成這些日常活動，肩友常會做出極度扭曲的姿勢，長期下來，很容易造成姿勢不良，也常常出現腰痠背痛的情形。

第三期：不太痛但很卡的「成熟期」、「溶解期」

人稱「溶解期」的最後一期是五十肩最後階段。此階段在傳說中，會猶如冰塊解凍般，病人的疼痛度減輕，肩部活動角度漸進式好轉，有如《桃花源記》裡說的：「初極狹，纔通人；復行數十步，豁然開朗。」

但是，實際上的醫學長期追蹤研究卻發現，約有五成的五十肩患者，七年後還是會感到疼痛及角度受限，有些甚至到十一年後仍有症狀。如前所述，沒有人知道自己是屬於那五成，還是另外五成。

五十肩是個辛苦的過程，輕微的五十肩可以透過復健和居家運動改善，若已復健超過一個月沒有起色，可能轉變成「頑固型五十肩」，肩友請積極尋找適合自己的進階治療，別錯過五十肩的治療黃金期，拖延成更大的問題。

依症狀，五十肩分成輕微、中度與頑固型

看到這裡大家一定都很清楚了，五十肩是一種「沾黏性」的「肩關節囊」「發炎」的疾病俗稱，因此，五十肩的症狀強度自然與「發炎」和「沾黏」的程度有關。有些人只黏一點，治療非常簡單，常常不需要怎麼處理就好得差不多，但也有些五十肩來得又急又猛，整個關節囊在短時間內痛到像是刀在割，或像被施了《哈利波特》裡的鎖腿咒，只不過黏在一起的不是雙腿，而是肩關節囊。

若仍難以理解，或許肩友可以想成感冒與流感的差別。一般感冒（上呼吸道感染）只要吃飽、睡飽，很快就會痊癒；但若是流感，不吃點止痛

退燒藥，很難熬過全身肌肉痠痛、燒燒又退退的病程。感冒與流感都是病毒感染，表現出來的症狀與病人受到的痛苦卻大相徑庭，差異甚巨。

輕微型五十肩：居家復健可見效

輕症肩友黏得少，感覺起來有點卡，但不太痛，自己輕微活動就能改善沾黏的程度，在家運動就能有所好轉。本書第一三九頁為輕症肩友示範了居家運動，自己的身體，自己在家治療！

中度五十肩：認真復健三個月有成效

中度肩友有點痛，也有點卡，需要進一步的專業物理治療協助，以及適當的止痛藥物做為緩解，以幫助肩友在活動時能夠伸展到最大角度，通常認真做三個月，就能改善不少。

頑固型五十肩：請尋求進階醫療協助

如果您的五十肩症狀符合以下三症狀，很可能屬於「頑固型」：

症狀一、每星期三次睡眠干擾（痛到不能睡、痛到睡不著）；

症狀二、疼痛期大於三個月；

症狀三、保守治療一個月效果不彰。

頑固型需要積極尋求醫療協助，與輕症不同，很可能一開始發炎就又急又猛，症狀表現是非常痛、非常卡，整個關節囊都縮在一起。另一種可能則是輕症拖太久，一直沒有認真處理，日積月累，黏得更緊。

劇烈疼痛之下，別說運動，頑固型肩友連日常活動都會痛到冒冷汗，穿褲子、扣內衣、吃飯都成問題，再加上睡覺一翻身又痛醒，沒有經歷過的人，恐怕無法想像那種日夜折磨的苦楚。

對頑固型肩友來說，「白天痛不能動，晚上睏不能睡」是日常生活的寫照，若此時仍然要求他們比照輕症肩友居家運動治療，就如同流感已經高燒到四十度，還被人冷言冷語地說：「在家睡兩天就好了啦！」一樣令人心寒。

這些疾病表現強度較高的病人需要的，是立即、馬上、即刻有效的治療與症狀緩解，一則為了當下的生活品質，再則為了避免產生副作用。總之，積極治療是頑固型肩友對自己健康與對家庭負責的具體表現。

五十肩沒治好，生理、心理都影響

五十肩說穿了是個骨骼肌肉的小毛病，類似車子轉軸生鏽了，平常軋嘰軋嘰的，但還能開，便拖著一天是一天，直到開不動了才積極處理或修車。這往往是五十肩肩友的想法，肩膀雖然會痛，但還能動，忍一忍也沒什麼關係。只不過肩友沒想到，五十肩還會造成許多後遺症。

後遺症一：肌肉萎縮

常看到五十肩肩友拖太久，手臂肌肉因為角度受限及疼痛的關係，變成很少使用，或是某些角度無法使用，形成肌肉萎縮。解釋這件事情時，常有肩友很訝異地說：「我看肌肉都還在啊？」沒錯，肌肉還在，但是正在萎縮。

身體組織久未用，會變成痕跡

在人類演化史上，長期未用的稱為痕跡器官（vestigial organ），像是靈長類動物常見的「瞬膜」，在貓、狗、爬蟲類的眼睛上，必要時就會出來保護眼球，鮮少人知道，人類也有這款第三眼瞼。眼角白白那小三角後面的一點點小膜，就是人體處理「不需要」組織的典型做法。

其他還有像是鎖骨下肌、掌長肌等，都是以往需要爬行、垂吊或攀登時需要的肌肉，在某些人體裡還看得到，但是都愈縮愈小，也許再傳給子孫幾代後，這些都會真正全部消失，變成一個曾經的傳說。

肌肉萎縮超快速

肩友別想著未來的事未來再說，肌肉萎縮的過程其實非常快速。

醫學界很早就知道，若把單腳吊著固定不動，測量其肌肉橫斷面積，只要四星期，被吊住的腳就比另一隻正常腳少七％，六星期少一四％；若是吊住手臂，只需九天肘伸肌就會少四％，三十五天後則少三五～四一％。試想，原本有一百分力氣，不過休息一個月就只剩下六、七成，活動時怎麼可能和之前一樣呢？

治好五十肩，保持正常活動為最高指導原則，建議五十肩肩友盡早止痛、治療，恢復日常生活與正常活動，才不會五十肩好不容易不沾黏了，手臂肌肉卻被人體斷捨離了！

後遺症二：腦部萎縮

我常常一而再、再而三叮囑五十肩肩友：「疼痛不要忍！」主要原因在於，不管是輕微、中度或頑固型，都已有各自對應的醫學處理方式。透過居家運動或物理治療，輕微與中度五十肩三個月內都該有所改善；頑固型雖然必須選擇進階的侵入性治療，如肩關節囊擴張術、內視鏡或關節鬆動術，一個月內也該畢業收工。

無論是輕微或頑固；無論選的是居家或進階，五十肩的困擾最多不該拖過三個月，更不該讓五十肩變成慢性疼痛，也就是大於三個月的疼痛。因為慢性疼痛帶來的影響將不只是身體不適，還包括了心理與社會層面的憂鬱症和社交隔離。

更重要的是，科學研究告訴我們，忍痛一年，腦萎縮加快二十年！二○○四年，西北大學的 Apkarian 教授發現，慢性疼痛一年的病人，其大腦灰質比對照組（一般人）少了五～一一％，相當於忍痛一年，腦就老化十到二十年。老化造成的腦萎縮也不過每年○．五％。

研究認為，這是因為疼痛讓大腦一直被刺激，使得與人類情感相關的大腦皮質前區長期處於活躍工作的狀態。簡單說就是，持續疼痛的刺激會讓大腦呈現過勞，才會老得這麼快。

說真的，這根本不需要多厲害的科學家研究，光是牙痛就能讓人整天覺得暴躁、情緒低落、不想出門，若是這種疼痛還會帶來睡眠障礙，誰能不活得烏煙瘴氣！

後遺症三：睡眠障礙

睡眠是人體自我修復的主力，試想，造物主造人，有三分之一的時間用來睡覺，嬰兒得睡二十二小時，俗語更說「一眠大一吋」，顯示睡眠與成長、身體自我修復有相當大的關係。

有些肩友以為，晚上睡睡醒醒，白天補個眠就好，但已有許多研究顯示，好的睡眠不只是量，質也必須兼顧。要是睡眠狀態老是被干擾，身體無法進入「熟睡期」，一直處在「快速動眼期」，便會讓人多夢，睡醒後沒有神清氣爽的感覺，反而覺得頭昏腦脹，年紀大的肩友甚至可能會在起身時一陣暈眩，一不小心就絆倒。

大腦就像每天開工的餐廳，每天晚上都得用大量的清水將整個廚房與座位清理乾淨，要是沒有認真打掃，不用多久，整間餐廳都會爬滿蟑螂、引來老鼠。髒亂不堪的環境當然容易讓抵抗力下降，引發各式各樣的病症，小則嘴破、感冒難好，大則癌症。睡眠的重要性早已是廣為周知，這裡應該不需要再多說了。

人體不是機器，電源一拔就關機，肩友若是每星期都有超過三次的睡眠干擾，正確的處理方式不是吃安眠藥助眠，而是好好去除疼痛來源，讓身體能夠舒舒服服地入睡。

五十肩帶來的疼痛固然難受，但多數五十世代的肩友都非常會忍耐，常覺得：「忍一忍就過了！」於是一天、一個月、一年，這樣日日夜夜忍受著，忍著忍著，忍到每天都心情不好，忍到伴侶、兒女、朋友都敬而遠之。

每天被五十肩刺個幾下的心情，就像是穿了一件縫有劣質標籤的衣服，外表看不出來，卻總是冷不防就刺一下，說痛嘛，也不是多痛，說忍耐，也還可以忍耐，但已足夠讓人整天心情煩燥，氣急敗壞。一旦身上穿的是這樣的衣服，我們多半會在五分鐘內選擇換衣服或剪掉標籤，但說也奇怪，面對五十肩時，反而選擇與之共生歲歲年年，實在令人費疑猜。

五十肩保養基本觀念

肩部疼痛說大不大，說小也不小，但痛起來總是這邊卡卡、那邊怪怪，門診時最常見的就是痛了兩、三年才來治療的頑固型肩友，彼此聊起五十肩過往，個個都是感觸良多！以下就和大家分享五個基本的肩部保養觀念，讓肩膀勇壯壯！

一、肩頭不能沉甸甸

常聽人說「肩頭沉甸甸」，但從解剖構造來說，肩頭並不是個耐重的關節。肩關節是全身最圓滾滾的關節，用非常多的帶子拉住固定，用意就是要讓肩部可以非常靈活的前後左右轉動。既是靈活關節，自然不耐重，就像馬拉松選手沒辦法參加舉重比賽一樣。若是兩位選手交換比賽項目，成績絕對都墊底，因為那不是他們擅長的項目！

二、**善用工具與合作**

肩頭沒辦法耐重，但是工作與生活之中，真的有許多需要「一肩扛起」的業務，所幸人類是萬物之靈，有顆好使的腦子，懂得製作工具。肩友要是需要搬運重物，請務必使用推車、輔助繩，或是找人幫忙一起搬，才不會違反造物主本來的設計，因為使用不當而讓身體受了傷。

三、**保持肩部適度活動**

過多的活動與不動，都是讓肩部受傷的原因。關節透過擠壓，會刺激關節液的形成，讓關節持續有自體產生的潤滑液，若平日太少活動，人體以為這個關節沒有在使用，便會慢慢廢棄它；反之，若過度使用，肩關節每日加班沒辦法休息，當然也會提早抗議！

四、感覺怪怪的，盡早就醫

肩部構造非常精巧，環環相扣，就像是滾動的車軸，若不及時校正，會連帶其他部分一併受損。肩部感覺怪怪時，請務必先就醫確診，而非自行甩手、拉扯、吊單槓，因為很可能會讓已經受損的肌肉二度受傷。不少肩友原本沒有五十肩，卻因肌腱斷裂又未妥善就醫，平時不敢動，久了反而引起關節沾黏，裡外都痛。

五、控制內科疾病

身體確實具有自我修復的功能，但若是身體長期在對抗其他內科疾病，一旦有新增加的疾病，自然無暇兼顧，甚至可能會一起沉淪。以糖尿病友為例，罹患五十肩的機率比一般人高五倍，但也有七成控制得很好的糖友沒有五十肩的問題，代表積極控制身體的狀況，身體自然會回報健康的體態給我們。

人類從平均餘命三、四十歲，到現在已經增加兩倍，早超過了造物主設定的肩膀四十年保固期。意思是說，我們得多留意自己的身體，當自己的保固靠山，讓肩膀陪我們「呷百二」！

診間小故事——五十歲的幸福

接受肩關節囊擴張術療程的五十肩肩友，年齡至少是四十歲以上，還有些是中年沒處理，拖到老年，甚至七、八十歲才來就診的肩友。

六十多歲的宋姐早年跟著先生在各個流動夜市擺攤賣炒麵、蚵仔煎，工作雖然忙碌，但夫妻倆臺灣到處跑透透，總是二十四小時相守，早就養成了不用言語也能溝通的默契。兩人合作無間，就像一起跳雙人華爾滋那般優雅。

後來，宋姐的肩部從一開始的活動時會痛，慢慢演變成夜間疼痛，早上不能做事、晚上睡不好。在繁忙的夜市裡，她漸漸覺得心有餘而力不足，搭配上也開始漏拍。

「啊！」宋姐熟練地將熱騰騰的蚵仔煎淋好醬料裝進外帶盒，轉身要交給先生時，突如其來一陣刺痛讓她頓時手軟，整個蚵仔煎掉在地上，還冒著煙呢。先生沒說話，快手將地上的災難整理好，不好意思請客人稍等，接手煎臺的工作，讓老婆到後面休息一下。

周末的夜市人潮洶湧，少了「一臂之力」就像走針的唱盤那樣荒腔走板，挨著挨著，總算到了可以打烊的時候。

「呼！」先生停下手邊的工作，第一句話是問老婆：「好點了嗎？」疼惜的眼神，即使在寒冷的天氣裡也讓宋姐心裡暖烘烘的。她很抱歉讓老公獨挑大梁，無奈自己的手卻不聽使喚。「五十肩真的很痛！」而且令人困擾，外觀看不出來又感覺深刻，特別是半夜不能睡，尤其惱人。

「我真的是嫁了好老公！」宋姐在治療室裡告訴我們，「他馬上到處問，怎樣可以快點治好五十肩。」她笑得很甜蜜，像被捧在手心的小公主獲得最愛的金球，會慢慢地把空氣變成粉紅色。

治療好後，宋姐換好衣服，走到候診室和先生會合。我們欣羨地對她先生說：「宋姐說你是好老公！」他聞言笑了出來，「沒辦法啊，她手很痛，早上就沒辦法幫我泡茶了啊！」宋姐假裝生氣地說：「原來你只是要我泡茶啊！」兩人吵吵鬧鬧的一起走出診間。

雋永的幸福不是華美的禮物，而是早上那杯由懂自己喜好溫度、口味的人，親手沖泡的溫熱暖茶。

五十肩治療

五十肩這樣才算好

說穿了，五十肩的問題是「肩關節囊沾黏」，只要把關節囊的沾黏分開，五十肩就算是根除了。因此無論是西醫的復健、肩關節囊擴張術，或是國術館的關節鬆動術，或是中醫的小針刀，基本上都是圍著這樣的觀念進行治療。換句話說，如果肩友接受的治療無法把關節囊沾黏的部分分開，就不算是治本，這樣的五十肩不能說治好，因為沾黏的部分未處理完全，仍會有角度受限的問題。

一些肩友聽說五十肩之後會「自己好」，忍耐著等待「自己好」的那一天，企圖靠耐力咬牙硬拉開。先撇開不知道要等幾個月還是幾年（曾經記錄有十一年的肩友，仍有疼痛與角度受限的表現）不談，還有另一個常見迷思——不痛了，不一定就是「好了」。

不痛不是好，還要舉得高

臨床上常常看見未治療的五十肩肩友忍個半年一年，以為不痛就是好了，卻總覺得手不像過往好用，還常常肩、背痠痛，活動角度也不足。這正是因為五十肩未經治療，肩關節囊裡面還是沾黏得非常嚴重，發炎反應情況雖然有所改善，但是整個關節囊就像貼太久的膠帶一樣，黏得緊緊的，分不開。這個階段的老肩友若願意治療，效果往往比不上早期治療來得好，必須比其他人多增加療程時間與肌肉訓練，才能勉強回到之前的狀態。

除了拖太久療效差，更不用說等待過程中因為忍痛而帶來的心血管壓力與周邊組織的損傷，以及因為疼痛而無法上班、家庭失和、身心俱疲的社會文化副作用。努力忍耐了大半年，最後關節囊裡黏得緊緊緊，還是需要回來看醫生、做治療，那不是白痛、白忍、白白浪費了這段時日嗎？

早期診斷，早期治療，多管齊下，是所有疾病治療的不二法門。

在五十肩的處理上，首重盡快讓關節囊分開不要黏在一起，這樣就不會產生身體補土補到把自己黏住的窘況，也不會因為發炎磨擦產生疼痛。另外，由於肩關節外面還包裹著肌肉、肌腱等軟組織，一旦關節囊發炎，外面的肌肉組織也會收縮，所以治療五十肩時必須全面處理，才能讓療效最佳化。這也是為何肩關節囊擴張術是一整個療程，而不是單一治療。

江湖傳言五十肩會自己好，但以醫學觀點來說，不見的是「好」，只是「不痛」了，活動角度仍然受限，也容易引發其他肌肉與肌腱問題，仍需積極治療。最讓人遺憾的是，診間常有許多因為聽從親朋好友的建議，如甩手、拉單槓、不要看醫生等，因而造成進一步受傷或錯過治療黃金期的肩友，讓治療更為棘手。

「貼牆畫圈」，一招判斷好了沒

首先，找一面雙手可以張開的平坦牆面，上半身靠著牆，腳則離牆往前跨一步。請注意肩與臀必須緊貼牆面，這樣才能固定您的肩胛，確保移動肩部時不會產生代償的前傾，以便真正測試您的肩關節角度。

接著，將雙手平貼牆面，手掌或手背都可以。請務必確認您的肩、臀與手統統緊貼牆面。

再來，雙臂伸直，沿著牆面慢慢畫大圓圈舉到耳朵旁邊。若能毫無困難地舉到耳朵旁，表示您的肩關節角度很ＯＫ；若是卡卡，就需要看看是不是還有沾黏或其他肩部問題。請參考下一頁的動作示範。

「貼牆畫圈」自我檢測法

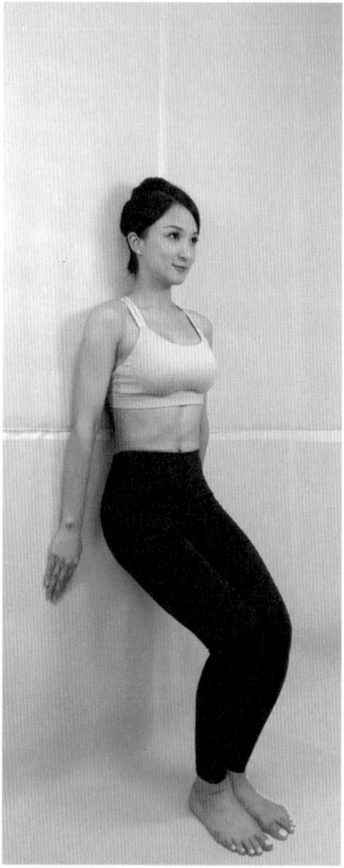

步驟 2
腳往前跨一步，膝蓋略彎，肩胛與手掌貼著牆面。

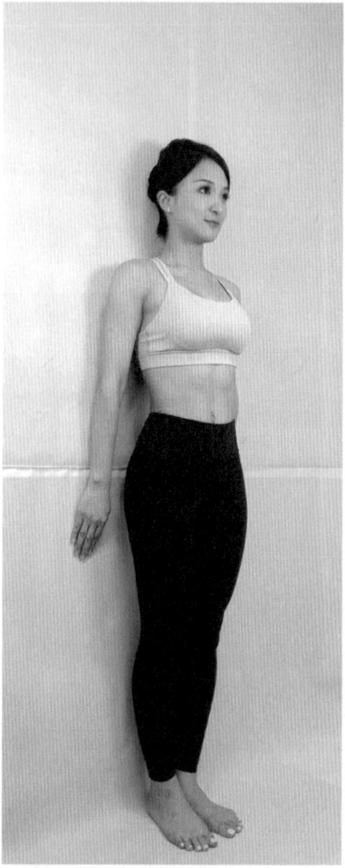

步驟 1
靠在平坦牆面。

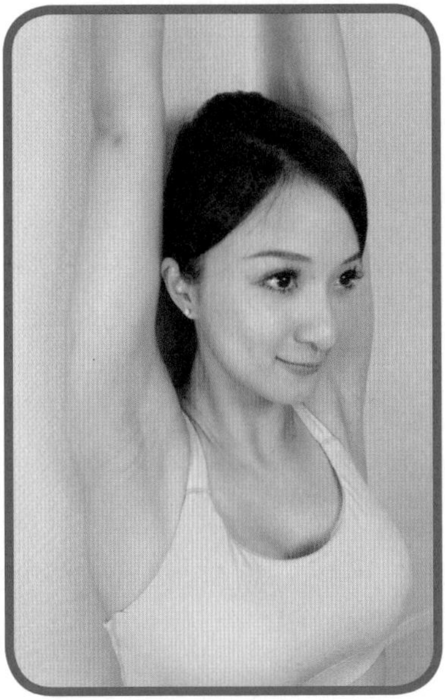

步驟 4
正常情況下，手臂應能貼著耳朵。

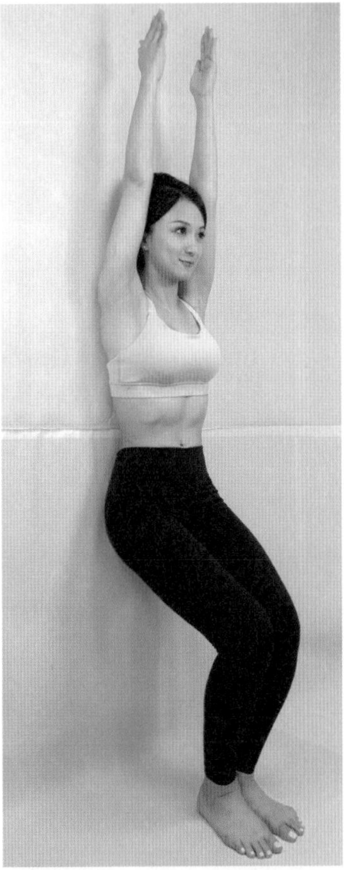

步驟 3
手掌貼牆，以畫圓方式上舉。目的是為了確認肩胛沒有出現代償式的前傾。

怎麼判斷別人好了沒？

家裡有「不求人」？

認真一看，古今中外，其實留下很多五十肩沒治好的痕跡喔！您一定聽過的就是「不求人」，背癢癢需要求助「不求人」的歷史，可是不分平民或貴族，在中華文化裡常常出現。很多人以為是年紀大了、筋骨硬了才會抓不到背，事實上就是五十肩留下的後遺症。

《雍親王題書堂深居圖屏》裡賞花的妃子手裡拿著的正是古代的不求人「竹雕靈芝如意」，非常精緻。「如意」原本叫做「爪杖」，這個名詞和現代的觀念比較合，也和現代的「抓耙子」樣貌類似。之所以被稱為爪杖，後來改稱如意，或許能從宋朝吳曾《能改齋漫錄・事始二》與《音義指歸》的記載中略知一二。《能改齋漫錄・事始二》：「齊高祖賜隱士明僧紹竹根如意，梁武帝賜昭明太子木犀如意，石季倫、王敦皆執鐵如意。

三者以竹木鐵為之，蓋爪杖也。」《音義指歸》：「如意者，古之爪杖也，或骨角竹木，削作人手指爪，柄可長三尺許。或脊有癢，手所不到，用以搔抓，如人之意。」

把不求人的抓癢棒喚成「如意」十分貼切，抓到癢癢處心情真的會大好，比起叫旁人愈抓愈癢，一個小工具就能稱心如意！最有趣的是，現代又被叫「孫之手」，爺爺、奶奶的背很癢，用孫子、孫女的小手抓起來剛剛好，這名稱光想像的就十分有趣。

伸個懶腰就知道！

肩關節整體評估門診時，除了五十肩肩友，還有很多家屬會一同前來，偶爾會碰到掛號的那位不是五十肩，但陪同的家人是五十肩的特殊情況。五十肩好發在四十至六十歲，並非每個人的五十肩症狀都很明顯，尤其是留守家中照顧長輩的人，長期的腰痠背痛往往讓人弄不清楚，原來肩膀卡住不是肌肉問題，而是關節囊黏住了。

情況通常是這樣的，掛號的病人多半是六、七十歲，肩部疼痛，檢查後發現是因為天氣太冷而肌肉僵硬，回家多沖點熱水、注意保暖，慢慢就會好。不料等在一旁的家人前來攙扶時，卻看得出他的手有些角度不太能夠使力，而是用奇怪的角度在施力，一看就知道關節角度有問題。

「可以請您伸個懶腰嗎？」我想確定一下心中的猜測。果不其然！要嘛是身體前傾才碰得到耳朵，要嘛是卡在中間怎樣都上不去，再不然就是手可以舉高，但離耳朵很遠。不論是哪一種情況，關節角度受限的狀況都很明顯。為了照顧別人，往往忽略了自己身體的警訊，也忘了自己原來也是會生病的。

「伸懶腰」測試法

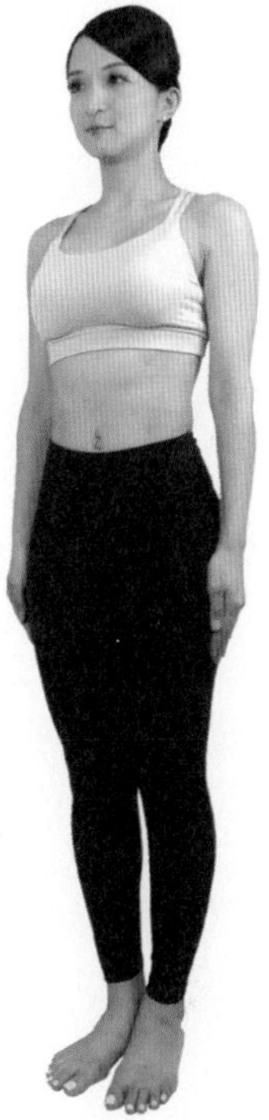

步驟 1：背部挺直
請對方站好，腰背挺直。

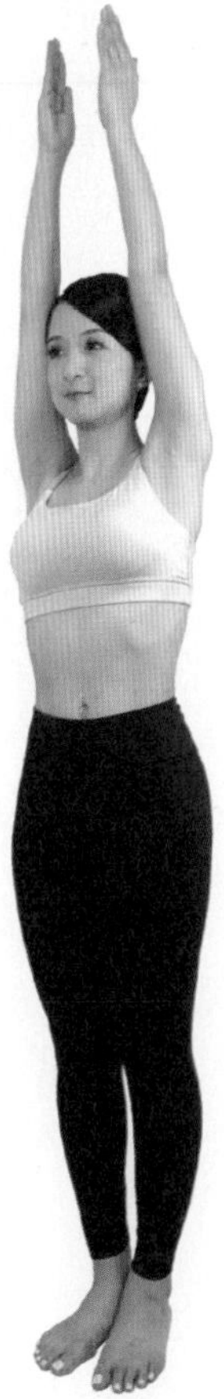

步驟 2：高舉貼耳
請他雙手高舉，看能否貼住耳朵。

＊注意！腰不能彎！

如何選擇五十肩的治療方式？

肩關節整體評估門診是專治五十肩的西醫診別，西醫往往是將器官分門別類，每個醫師負責一部分，遇到困難時則會診其他科別的專家，一起分享經驗，找出最佳治療方向。

以本名為「沾黏性肩關節囊炎」的五十肩為例，往往是由A醫生診斷出來後，轉給B醫生負責把沾黏分開，很簡單，沒什麼神奇的撇步。分工合作是西方科學的本質，西醫自然也是這樣運作，每個人都處理自己最擅長的部分，善於診斷的負責診斷，善於治療的負責治療。

但這樣的細分與合作方式，就像把兔子放進魔術箱裡，拿出來還是兔子一樣無趣，不像坊間各種療法的神奇感，能從箱子裡變出兔女郎，讓大家嘖嘖稱奇、鼓掌叫好。或許就是因為西醫的理論太無聊，常有肩友拿著坊間的各式五十肩偏方問我：「這樣、然後那樣，五十肩就會好嗎？」以後肩友要是看到任何主打「治療五十肩」的文字，都可以拿下面的「連環五問」做為判斷標準，五個都過關的再選擇，對自己的健康才有保障。

第一問：對人體有害嗎？

不傷害，是醫學倫理的最高指導原則。任何治療都該在安全範圍下使用。西醫能夠在全世界變成顯學，很重要的因素就是「科學驗證」。醫師使用的藥物都必須經過政府認證，透過多次實驗以後，才能用在一般病人身上。

任何一種西藥上市至少需要十年，從研發、動物實驗，再到人體實驗，一關又一關，在最透明化的情況之下，才會成為醫師手中的藥物。

藥物之外，常見的運動和熱敷也是一種治療，過度使用或不正確的使用同樣會造成傷害。最常見的像是低溫燙傷、拉傷，甚至曾經發生把自己的肌腱甩斷的案例。此外，藥物雖然是藥，不當使用也會變成毒物，運動與熱敷亦然。因此，選擇可信任的專業人士給予的專業藥物與治療建議，是對自己最安全、損害最小的。

第二問：真的是五十肩嗎？

確定對人體無害後，還要對症，才能有效。

五十肩的人口盛行率為二到五%，每一百人當中最多只有五個人真正罹患五十肩，而肩部疾患常合併發生，若是用治療肌肉的方式治療五十肩，不但不會好，反而會更嚴重。

舉例來說，夾擠症候群與五十肩常被混淆，兩種疾病都會痛、都會卡，差別在於五十肩是關節內的沾黏，夾擠則是肌腱被夾到。一個是骨頭的問題，一個是肌肉的問題。骨頭不動會黏得更緊，肌肉再動會腫得更嚴重，這一來一往之間，反而舊的症狀沒治好，新的問題又報到。

正確的診斷是通往治癒的捷徑，直線一直走，永遠比彎彎繞繞走錯方向更快到達目標。

第三問：有分開關節囊沾黏的效果嗎？

確定無害，又確診是五十肩，下個問題就是療效。

五十肩真的是很無趣的小病，關節囊黏住了，分開就好了。

真正能治療五十肩的一定會處理關節囊內沾黏的問題，像是肩關節囊擴張術（用液體壓力撐開）、內視鏡（進去關節囊割開）、關節鬆動術

（他人外力扯開）、復健（指導下慢慢拉開）、居家伸展（在家自行緩緩分開），雖然治療過程與休養期等差異甚大，但殊途同歸，目標都是讓關節囊分開。

試想，若是從古至今，不管是國術館、中醫或西醫都是直接處理沾黏的關節囊，其他如整牙、貼藥布、吃口服藥等，又要如何經過人體層層保護關卡，深入關節囊，並成功地讓它們分開呢？

第四問：會不會再度沾黏？

五十肩三個月內就該畢業收工，不該反反覆覆。

既是沾黏，透過治療讓沾黏分開後，關節囊內會產生空間，只要關節囊不再黏住，五十肩的問題就算解決了。當然，關節囊或許仍在發炎，要想辦法讓關節囊壁比對待牛郎、織女還要無情，讓雙方不再有見面的機會，這樣就不會再難分難捨了。

肩關節囊擴張術的方式是讓關節囊之間充滿液體，所以肩友治療完回家後，其實仍處於治療的狀態中，只需要用專用居家伸展帶即可，大多數人一個月都可以治癒「畢業」。

其他外力執行的治療，如內視鏡、關節鬆動術等，請務必記住要保持肩關節的活動，認真做復健！因為關節囊裡的舊沾黏去除了，但關節囊內還在發炎，加上外力拉扯或開刀的出血，很可能會再度黏住，產生新的五十肩。

第五問：治療後可以接續處理嗎？

醫療是非常個人化的事，有時候即便全部按照ＳＯＰ，每個人的狀況還是不一樣。請肩友務必在挑選五十肩治療時，選擇合意、合法、合理的方式與機構，因為健康沒辦法重來。

以肩關節囊擴張術療程為例，有時候會發生診斷正確、治療有效，但是肩友回家兩個月後，又再度返診的情形。肩友往往緊張兮兮地以為自己的五十肩復發，實情卻是因為五十肩治好了，他開始做東做西、提重物，手一不痛就忘了醫師的叮囑，讓之前因手痛拖太久造成萎縮的肌肉過度使用，拉傷了。另一種情況則是五十肩好了以後，由於活動自如，便拉扯到以前不會拉到的角度，引起了鈣化點摩擦或撕裂傷的疼痛。

這些狀況可能在治療後的兩、三個月發生，專業的五十肩治療機構應該在治療之前正確預期、做出處置，並在治療過程中建立肩友的正確觀念。

五十肩只是個小病，就和車子開久了要進廠維修一樣，是人類能過得更久的長壽病。還好醫學持續進步，三個月就可以結束這討厭的五十肩。千萬不要讓它拖成大病，擺著不理一年的話，不但背彎體斜，手臂還會萎縮，真正是因小失大。

西醫的五十肩治療

輕微的五十肩肩友，若有時間至醫療院所復健，或能忍受症狀與復健的疼痛，建議就近找復健科或骨科先行復健一至三個月，若能透過復健改善，健保有給付，對肩友的經濟負擔較小。若是改善程度不佳，再考慮是否開刀或進行肩關節囊擴張術。

頑固型五十肩的肩友，也就是疼痛大於三個月、復健一個月無明顯改善的肩友，沒有第二句話，請選擇進階的五十肩治療。若不打算開刀，也可以選擇肩關節囊擴張術。只要積極治療就是正確的。

接著就來看看這些治療之間的差異吧！

五十肩治療順序

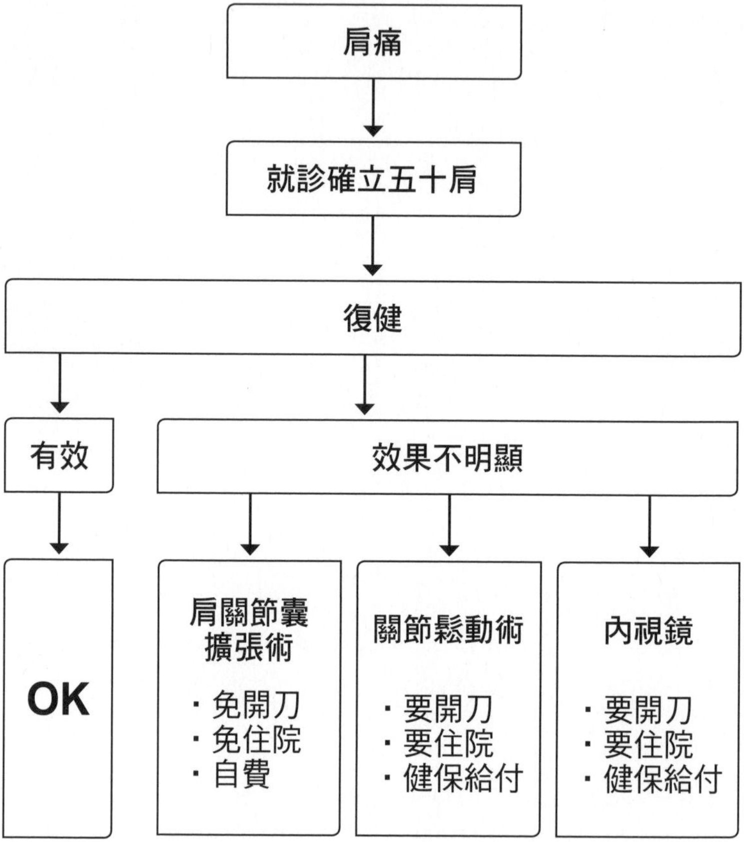
肩痛
就診確立五十肩
復健
有效
效果不明顯
OK
肩關節囊擴張術
・免開刀
・免住院
・自費
關節鬆動術
・要開刀
・要住院
・健保給付
內視鏡
・要開刀
・要住院
・健保給付

輕微五十肩復健原則這樣做

復健運動一般會由物理治療師協助進行，肩友只要按照醫師開立的運動處方，認真執行三個月，都會明顯改善。復健過程的四大基本原則是：

一、先止痛

輕微五十肩只需單純復健的話，醫師通常會開立止痛藥與肌肉鬆弛劑，讓肩友能夠較舒服地度過疼痛這一關。也因此，建議在復健前半小時到一小時服藥，以減少復健過程中的不適，後續的痠痛也可以透過藥物緩解。當然，若復健過程非常不舒服，令人難以忍受，請務必與物理治療師討論進度。

疼痛之於身體就像是防盜警報器，身體的其他器官與內分泌也會跟著警戒，如血壓升高、心跳加快等，過度忍耐疼痛反而會造成身體的負擔。

當代的醫療在治療五十肩上已經有許多不辛苦的方式，不需要把自己搞得像個苦行僧。

二、最大角度

肩關節的角度很廣，運動治療的原則即是盡可能地讓肩關節每個面向都能至少回到維持日常功能，像是可以自行穿脫內衣、穿褲子、吃飯等。運動方向則按照肩關節的結構進行，盡可能做到最大的活動範圍，如後伸、前屈、側面上舉、內展、外轉和內旋等。常見的復健運動包括了鐘擺運動、旋轉運動、手指爬梯運動、拉棒或拉毛巾運動等。

三、量力而為

盡量做出最大角度是肩關節運動的目的，因此角度延伸比持續時間更重要，肩友透過主動運動加上被動式關節運動，每天四到五次，每次五到十分鐘即可，漸進式增加肩關節的活動量與活動範圍，一次比一次拉得更開。然而，關節沾黏會產生血管增生，復健時會造成血管拉扯、產生疼痛，若過程非常不舒服，請務必與物理治療師討論進度。

四、持續進行

五十肩既然是關節沾黏，解決的方式就是分開沾黏，這過程需要至少三個月以上的持續運動，效果才會明顯。而且不只是輕度五十肩需要復健，外科手術如內視鏡和關節鬆動術，雖已在開刀房裡處理了沾黏，仍需持續一段時間的復健，才能讓關節囊不再沾黏回去，可謂長期抗戰。但比起擺著不處理至少要兩、三年才會有所改善，一至三個月的治療期，算是非常值得。

進階五十肩治療

一、肩關節囊擴張術

肩關節囊擴張術的原理很簡單，也就是利用含有大量生理食鹽水的擴張液張力，將肩關節囊沾黏的部分分開。這種手術近幾年才在臺灣開始普及，事實上它早在一九六五年就被英國的 Andrén 與 Lundberg 醫師用於治療病人，算起來已有超過五十年的歷史了。

一九六五年時，必須在X光的引導下進行注射，當時肩關節中等程度僵硬的患者，在治療後二個月，有三分之二的病人獲得改善，嚴重僵硬患者也有五分之一得到改善。之後，許多醫師都開始使用這種新的治療方式。

時至今日，醫療科技更上一層樓，以往肩關節囊擴張術需要放射線導引，病人會曝露在大量的放射線之下，也得在隔離空間裡才能進行，如今

肩關節囊擴張術 X 光顯影劑圖

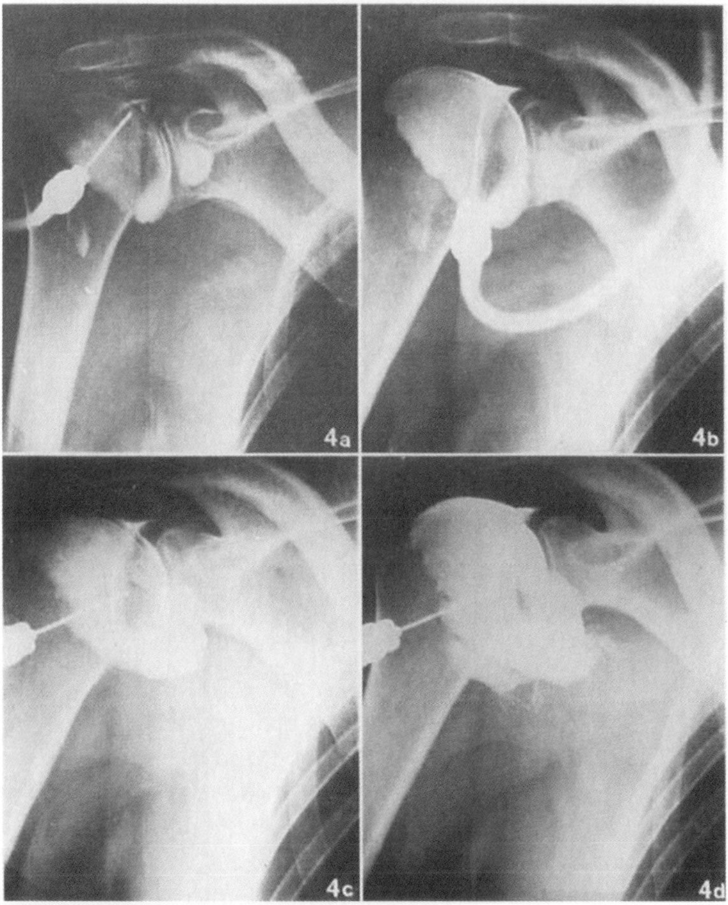

圖片出處：引用自文獻 Andren L, Lundberg BJ. Treatment of Rigid Shoulders by Joint Distension during Arthrography. Acta Orthop Scand. 1965;36:45–53. doi: 10.3109/17453676508989370

肩關節囊擴張術

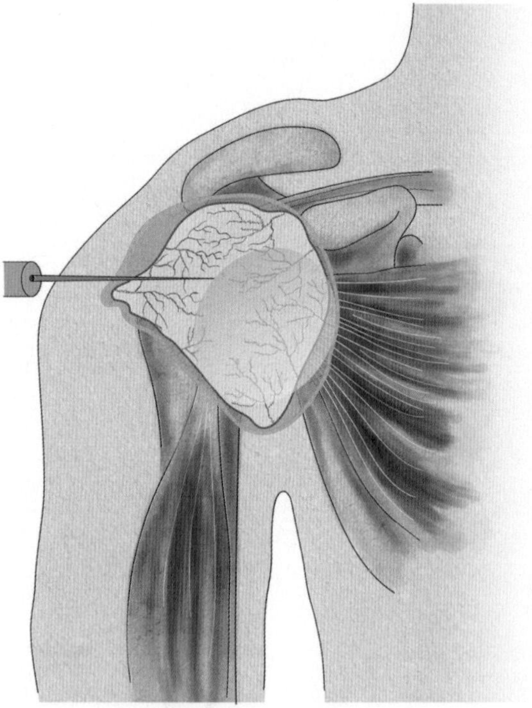

已經進展到門診就可以進行，病人滿意度遠高於五十年前，且過程平和、不需住院、不需調養期，更不需要進開刀房。

種種便利背後最大的功臣，來自於超音波的普及。軟組織超音波具有便利、便宜、安全與即時的優點，讓醫師像是多了雙透視眼，能夠看到沾黏的部位，直接將擴張液送進去，然後再和緩地撐開來，過程比打預防針還沒感覺。

二、外力拉開關節鬆動術（joint mobilization）

在醫療科技進步到可以執行開刀、肩關節囊擴張術等醫療技術之前，關節鬆動術是最常被使用的五十肩治療方式，指的是物理治療師以特殊的手法將病人的關節鬆開，如拉開（distraction）、擠壓（compression）、滑動（gliding）等，藉由施力點的調整，牽拉沾黏的組織，達到讓沾黏分開的治療效果。

千萬別小看關節鬆動術，它可是大有來頭。一九六四年由澳洲 Geoffrey Douglas Maitland 物理治療師出版的《Maitlands Vertebral Manipulation》書中從脊椎手法談起，一九七〇年又出了一本以四肢為主的《Peripheral Manipulation》，從那時開始，超過一甲子的歲月，這些手法在世界各國被系統化的教學、使用、驗證，是物理治療界非常重要的經典。

關節鬆動術的目的在於透過特殊的手法，讓軟組織放鬆、增加關節活動度，並把關節、骨頭、組織移回原本的位置上。治療過程中，物理治療師會將關節按壓到底，再透過不同程度的震動來增加關節活動度，若是肌肉緊繃、關節活動度不足、關節沾黏，病人會覺得去給人家「喬」一下，身體好像就靈活不少。

需要特別注意的是，關節鬆動術既是「手法」，便與操作技術的那雙手有很大的關係。專業的物理治療師或經驗老到的師傅能夠準確施予力道與角度，才能在不傷害病人的大前提之下，真正達到關節鬆動的目的。有些肩友來就診時，整個肩部到手臂腫成兩倍大，往往是去給人家推拿時用力過度，拉斷了肌肉！

同時，並非所有人都可以接受關節鬆動術，執行前必須先進行完整的身體評估，如果骨頭本身有狀況（骨質疏鬆、未癒合骨折）、關節有問題（感染性關節炎、不穩定關節、關節腫脹、急性發炎關節、關節液滲出、人工關節置換術、關節活動度變大），或是其他內科問題（腫瘤），都不適合。

肩友有時候會聽到「關節鬆動術很有感覺」的說法，這並不是執行者太粗手粗腳，而是五十肩若拖太久，關節內的沾黏與血管增生，執行鬆動術時很可能會「拉斷血管」，引起疼痛。因此，較嚴重的五十肩，骨科會進開刀房使用全身麻醉，讓肩友在無意識的情況下接受治療，術後再用止痛藥幫助肩友度過恢復期。

關節囊在外力拉扯之下，或多或少會造成出血，請肩友務必在接受關節鬆動術後，認真搭配復健運動，才能避免關節囊再度黏回去。我門診裡有不少肩友在接受過關節鬆動術後，因為術後怕痛不敢動，最後功虧一簣。

三、開小洞進去的內視鏡

五十肩的沾黏除了用外力扯開，若是看得到沾黏的部位，直接用關節鏡剝除也是醫界常見的做法。

肩關節鏡是一種微創手術，內視鏡就像一枝鉛筆，將其尖銳的尖端置入肩關節腔內，再利用前端高解析並外接電視的攝影鏡頭，讓醫師透過內視鏡觀察關節內的狀況。同時另開一小孔，置入可動手術的探頭將沾黏剝離。一般來說，半小時左右就可完成手術。

關節鏡用途很廣，不只肩關節，踝關節、髖關節都可以使用內視鏡做治療。肩關節鏡必須全身麻醉，在肩關節後方與前方會各有一個五釐米的傷口，若是需要動手術，可能會再多一、兩個小洞，讓手術探頭進入。內視鏡就像是把醫生縮小送到關節裡面，肩友的肱二頭肌長頭、肩胛下肌、肱骨頭、肩盂與肩盂唇，哪裡沾黏、哪裡破損，統統看得一清二楚，可以直接處理。

五十肩的內視鏡治療

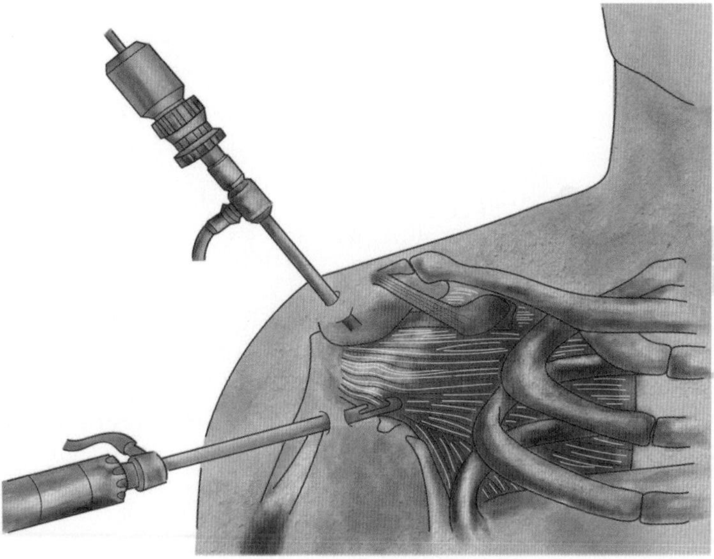

五十肩的內視鏡治療通常會先進行關節囊鬆解，還得解決肩胛下肌與喙突下的沾黏，肩峰下滑囊也必須完整清除。除了關節囊沾黏，若在裡頭看到需要修補的情況，如肩盂唇裂傷，也可以直接使用特製的帶線釘子，取代過往需要把整個關節打開看的傳統手術。

傷口小是內視鏡最大的優點，減少了組織的破損，又能精準處理問題，加上現代醫學日漸進步，解析度提升、增加導航功能等，都增加了手術的成功度，同時降低肩友的不適感。然而，由於手術過程仍然破壞了皮膚與組織，肩部會產生腫脹，不過通常一、兩天內就會改善。術後也需要使用三角巾固定，搭配藥物、冰敷緩解疼痛。肩友在肩部情況好轉之後，則必須規律、持之以恆的積極進行復健，避免韌帶僵硬活動度下降，再一次造成關節囊的沾黏。

五大原因，五十肩好不了！

來門診詢問肩關節囊擴張術的肩友，無一不想快點改善擾人的肩部問題。通常他們都是這樣說的：「我已經做過這個、那個，但這五十肩都不會好啊！」

肩友常常很困惑，自認很努力了，肩膀問題仍如影隨行。下面是門診常見的「五十肩好不了」原因：

「可是，你不是五十肩」

很多肩友覺得自己的五十肩都好不了，明明有聽鄰居的建議拉單槓，在家也努力動啊動，地有掃、碗有洗、窗子也擦了，卻愈動愈痛，怎樣都好不了。

不是所有肩痛都叫五十肩，一百個人只有二到五個是真的五十肩。五十肩在醫學教科書上的定義非常明確：「沾黏性肩關節囊炎」，指的是「肩關節囊」「沾黏」「發炎」。肩友若以「肩痛」為關鍵字查詢Google，不乏許多年輕名人在媒體上喊著：「我有五十肩！怎麼都好不了！」但是那些極可能都不是五十肩。

人體構造可以簡單分成肌肉、骨頭、神經、血管、關節囊、肌腱和筋膜，而肩部周邊的構造如頸、頭、背、心、肺等，每一個部分的損傷都會造成肩部痠痛的問題，也會影響活動角度，但每種症狀的細微差異表現所產生的不同組合，會指向不一樣的疾病。

常見的症狀表現差異如：

- 五十肩的「角度受限」是卡住感，旋轉肌袖是特定幾個角度會痛到舉不高，但可以被抬起。
- 五十肩的「疼痛」是痠、痛、無力感，心絞痛的痛是會冒冷汗、尖銳的痛。
- 五十肩的「緩解」是適度活動，由於灶因是關節囊黏住，所以不動會更痛，但是肌肉、肌腱的痛則是不動會覺得比較好。

治療上：

- 五十肩要動，肌肉和肌腱問題要休息，愈動會愈痛。
- 五十肩要治療關節囊沾黏才會好，若無法解決關節囊沾黏的問題，只是治標不治本。

這些細微的差異連非專攻肩關節的其他專科醫師都很難分辨清楚，難怪肩友們常常「錯把馮京當馬涼」，怎麼治都治不好了。大家可以透過前面教的簡單測試，看看自己可能是哪種原因，對症下藥！

「好痛！我忍！」

忍痛對五十肩治療是沒有幫助的。

疼痛是一種警訊，用意在提醒身體「要休息了」、「有狀況喔！」和汽車警報器的功能很像。試想看看，如果今天警報器壞了，不知道怎的一直叫不停，您會這樣就開上路引起路人側目，還是先去保養廠把警報器關起來？

疼痛也一樣，現在已經有非常多種藥物可以幫助我們，若是害怕藥物造成的副作用，那更應該在藥物的協助下，盡快治好五十肩。

也就是說，雖然先關掉了警報器，當天趕上班，車子沒辦法立刻修好，但之後還是要好好找出原因，看是更換零件還是重新校正系統，才是治本的做法。

忍痛會造成非常多問題，門診不乏忍痛忍到憂鬱症的患者。疼痛會讓自己看不到生命的美好，連帶讓身邊的家人心情低落，以及因為怕拉到肩膀而姿勢不良，加速整組「壞了了」的可能性。

疼痛真的不需要忍，在藥物作用緩解症狀期間，盡快治好疾病，才是正確的王道！

「好痛！根本不敢動！」

許多肩友不肯吃止痛藥，但又怕痛，痛又不敢動的結果就是讓輕微的五十肩變成嚴重的五十肩。

五十肩是「包住關節的一層膜」（為了增加活動度）黏住的問題，所以只要讓它們不要這麼黏、不要這麼緊，就可以有效改善五十肩的症狀。

如果您的症狀很輕微，可以根據下一章的運動建議，在家自己做全角度的運動來拉開。這時請務必注意錯誤的居家復健觀念，像是只熱敷、沒有拉到關節角度、拉一天休十天等。如果時間允許，也可以到復健科由物理治療師協助進行，但每星期至少要去三次，連續一個月，再看看有沒有改善。很可能您執行上沒有達到關節角度，卡關很久自己也不曉得，還以為已經好了，卻連背後抓癢都很勉強。

「我有甩手啊！」

正常情況下，不管是甩手或拉單槓都是個人的運動選擇，但在發炎情況下，請不要甩手或拉單槓，過度使用手部的活動也應該避免，因為發炎中過度拉扯會造成關節囊出血、肌肉拉傷、讓肌腱破洞更嚴重。

肩友們常常分不清楚「復健」與「活動」的差別，以為自己有在掃地或是肩膀有在動就是治療。事實上，復健是要讓身體回到正常狀態，所以在復健過程中，正常生理角度都必須重新練習與刻意去做，而且是緩慢、漸進式執行。五十肩復健的重點在於拉開關節囊，所以要做到可以拉開關節囊的角度，才算是醫療上的復健。

換言之，醫療上的活動與平常工作、打掃的活動範圍不同，更不用說隨意甩手或拉單槓這種過度激烈的動作，可能會造成更嚴重的傷害。就像你得了腸胃型感冒，正在上吐下瀉，卻被逼著去吃到飽餐廳大吃大喝補充營養一樣，時機點錯了，不但沒有幫助，反而還會加重病情。

有時候聽到沒有肩痛的家屬對肩友說：「這哪需要治療？你就自己多掃地當作運動啊！」都覺得十分心疼，因為這樣的話不但對病情毫無幫助，也否定了肩友正在為疼痛努力的事實。

「就給它痛一輩子好了！」

慢性疼痛最怕的就是痛到意志消沉。

沒有受過五十肩之苦的人，往往無法理解那種「白天痛又痠、晚上痛到醒」的日夜折磨。

剛開始時，肩友會很認真聽鄰居報撇步或自己上網找資料，自己在家做運動，但是一不小心做太多或做得不對，造成肩膀更痛，只好去看醫生，看了醫生卻被念說自己亂搞拉傷了，回到家還被家人質疑：「有這麼痛嗎？」

這種動也不對、不動也不對，再加上日也痛、夜不能睡的多重壓力，肩友常會產生「隨便啦！」的消極念頭，接著更自暴自棄，錯過治療黃金期，疾病就變得更棘手、更難處理，需要花費更多的時間與金錢。

診間小故事——鋤草的理由

「劉大哥，真的要休息啦！」第二次肩關節囊擴張術治療時再次提醒。

劉大哥前幾年跌倒後造成的五十肩舊疾，活動角度和夜間疼痛已經大幅改善，但是肩部與上臂肌肉明顯腫脹，一看就知道把「兩個月不可以提超過十公斤的重物、不可以過度活動」的叮嚀拋在腦後。

五十肩是一種疼痛與角度受限的疾病，會讓肩部與上臂肌肉的活動力下降，而人體肌肉和肌腱與橡皮筋很像，都是愈用愈靈活，擺著不用就會萎縮或硬掉，這時要是冒然過度使用，很容易斷裂受傷。因此我常常一再提醒肩友，打完擴張術把關節囊撐開以後，雖然疼痛感會立刻下降，但是周邊的肌肉與肌腱需要時間慢慢恢復彈性，道理就和生病臥床太久，突然下床會軟腳跌倒受傷一樣，一定要漸進式地增加活動。

劉大哥聽了，點頭說好，保持他一貫的沉默，微微笑了笑。

沒想到，第三次與第四次治療時還是有過度使用的痕跡，超音波檢查發現肌腱撕裂傷更嚴重了。「劉大哥，您到底是去做什麼了？」劉大哥的神情有些尷尬，告訴我們他覺得手好很多，就去山上鋤草。「夏天的草幾天沒處理，很快就比人高了啊！」

面對我們的搖頭，一向不多話的劉大哥說了治療以來最長的一句話。

最後一次治療，劉大哥的兒子陪他一起來。趁他進行治療時，衛教師把握機會向他兒子萬般叮囑。因為經過擴張術治療的五十肩，在療程結束後很少復發，也不需要返診，需要請家屬協助提醒病人「大病初癒，身體需休養生息」，漸進式地讓身體回到正軌。

「真是抱歉，讓你們擔心了！」劉大哥的兒子有些欲言又止，「我爸是去整理我媽的墓地。」原來劉大哥無論如何都要親力親為地鋤草，是為了前幾年因病過世、結褵近四十載髮妻長眠之地的環境清幽。「我媽很愛乾淨，生前常念我爸太髒，我媽走後，我爸每星期都會去整理她的墓地，打理得乾乾淨淨。」劉大哥的五十肩，正是一次颱風過後的打掃跌倒撞到肩膀所致。「我爸總是說：『媽媽愛乾淨』，然後就待在那邊一整天，一直到他覺得媽媽會滿意為止……」

劉大哥恰巧做完治療走了出來，一貫淺淺笑著，難得地和大家握手告別。衛教師原本想最後再好好叮嚀一次，那瞬間卻怎樣也開不了口，只能向他兒子點頭示意。

劉大哥這個世代的情感總是安安靜靜，沒有太多嘴上的情愛，全化成手上的庸庸碌碌。牽起了手，就是一起編織那看似平淡、平凡，實則濃烈的人生歲月。做出一個承諾，就是用一輩子守護。

五十肩保養運動

保養運動基本原則

運動基本原則

門診不乏忍耐力強大的肩友，直到解凍期才來求診。

或許你會納悶，不痛又角度改善，不是好了嗎？為何還來看醫生？有肩痛經驗的朋友一定會發現，雖然不再痛到坐立難安，但活動起來總覺得卡卡的，好像有什麼地方轉不太順。又或者只是提個東西，卻從脖子到手掌都痠痛起來，整隻手就是怪怪的，說不太上來，反正就是不順、不好使。

在疾病狀態下，人體為避免疼痛，自然而然會避免使用會產生疼痛的部位。五十肩因肩部發炎，疼痛難耐，正常生理代償都會以健側取代患側的功能，肩友不敢用會痛的手提東西、拉東西，甚至夾得緊緊的，深怕一不小心拉扯到會痛得冷汗直冒。同時，五十肩合併有角度受限的問題。又痛又難動的情況下，患側活動機會更少，更容易產生「廢用症候群」，也就是肢體用得太少，手臂肌肉萎縮且失去彈性，無力的肌肉容易緊繃，所以轉動關節時就容易有喀啦喀啦聲。

五十肩有其自然周期，不見得非要積極治療不可，若是決心要和五十肩長期抗戰又沒有時間來醫院復健的肩友，我都會請護理師加強居家復健的衛教，教導肩友們一定要注意急性期過後的正確運動，以保持肌肉韌帶的彈性，避免萎縮後很難練回來。

以下兩個基本大原則請務必注意：

原則一、適度、適時運動

許多肩友都是到了感覺疼痛時，才驚覺自己應該多動，於是在發炎急性期間突然增加許多平常沒有的運動，或是想到就舉一下手、拿毛巾自己拉，這種非漸進式、突然的、沒有暖身的動作，其實更容易拉傷已經發炎的組織，造成二度傷害。請特別注意，發炎初期一定是以止痛和消炎為第一優先，肌肉訓練與關節活動應該等到發炎漸緩時才逐漸進行，而且所有運動都必須暖身、專注，量力而為。

原則二、封閉鍊運動

另一個常被忽略的原則是「封閉鍊」。活動時，手靠著牆或抓握便是封閉鍊運動。對比於開放鍊，封閉鏈運動的穩定性與安全性較高，適合肌肉組織正在發炎的肩友。

網路上流行的五十肩毛巾操就是一種封閉鍊運動，但毛巾並非專用的運動器材，再加上手部肌力因傷不足，執行時很容易瞬間變成開放鍊，一不注意就會造成肌肉拉傷，對肩部已經受傷的患者來說，承擔的風險不小，因此需要特別注意。

肩友在挑選運動輔具時，應找尋防脫落、防滑、無彈性的器材做為復健工具，公園裡的肩輪便是較好的選擇。建議找個涼爽的下午，利用家裡附近小公園的肩輪，邊吹著微風、邊晒著暖暖的太陽，緩慢而專注的漸進式活動，便是五十肩良好又免費的居家復健。

補充蛋白質

這些年治療頑固型五十肩，「閱肩無數」的經驗讓我發現，身上沒什麼肌肉的肩友，治療效果會比有肌肉的肩友差一些。

肌肉多一點，脂肪少一點

一般人常用體重區別瘦和胖，但這邊說的「沒什麼肌肉」是以體脂來做判斷。簡單說，人體組成分為肌肉、骨頭與脂肪，我們可以透過微小電流做測試，看看身體有多少肌肉、脂肪，了解自己需要增強哪方面的運動。

肌肉是穩定身體活動避免受傷的好朋友，在正常老化的狀況下，肌肉力量會隨著年齡增加而減少。五十至六十歲平均會減少一五％，往後每十年遞減至三〇％，許多沒有運動習慣的肩友往往感嘆自己不如年輕時靈活、體力變差，這些都可以透過增加肌肉來改善。

想增加肌肉，原料要充足

不過，肌肉其實很難長，必須努力進行計畫性訓練，才會長大一些些。如果還在培養運動習慣，可以先從「攝取蛋白質」開始。因為肌肉的

豆、魚、肉、蛋類 1 份【蛋白質代換表】	
＝	雞蛋 1 個（65 公克購買重量）
＝	黃豆（20 公克） 毛豆（50 公克） 黑豆（20 公克）
＝	無糖豆漿 1 杯（260 毫升）
＝	傳統豆腐 3 格（80 公克） 嫩豆腐半盒（140 公克） 小方豆干 1 又 1/4 片（40 公克）
＝	魚（35 公克） 文蛤（50 公克） 白海參（100 公克）
＝	去皮雞胸肉（30 公克） 鴨肉、豬小里肌肉、羊肉、牛腱（35 公克）

- 重量為可食生重
- 資料來源：國健局

原料是蛋白質，想維持肌肉，除了多動，還得多補充原料。

不知怎的，人到某一個年紀就變得不太愛吃肉，年輕時愛吃的雞排、鹹酥雞，不知不覺很少再碰，對於新鮮蔬果興趣比較大，每天攝取的蛋白質常常不夠。按照國健局的標準，每天的標準是每公斤體重大於一公克以上（腎臟病降低為每天約〇．八至一公克），也就是說，體重六十公斤的人，每天應該要攝取六十克的蛋白質才算達標。

不管是素食或葷食，都可以從各式食物中取得足夠的蛋白質。每種食物的蛋白質含量都不一樣，我們可以用「一顆蛋約七公克蛋白質」的概念做代換，方便日常生活中的計算。（見上頁表）

若肩友實在無法用吃的來取得足夠的蛋白質，也可以用喝的，像是黑豆漿、蛋白粉，剛開始或許會有些麻煩，但只要認真計算，養成習慣，你就會發現健康飲食帶來的不只是健康的體態，更是充滿年輕活力的身體！

拉開沾黏：居家五十肩運動

輕微的五十肩只要認真復健，三個月的效果就很明顯，若是還能在家自己活動的初期肩友，可以試試接下來這兩種簡單的運動，讓關節角度增加，拉開五十肩的沾黏。只不過身體是非常個人化的，居家運動請務必量力而為，漸進式進行，過與不及，都可能會造成身體的傷害。

摸肩轉圈

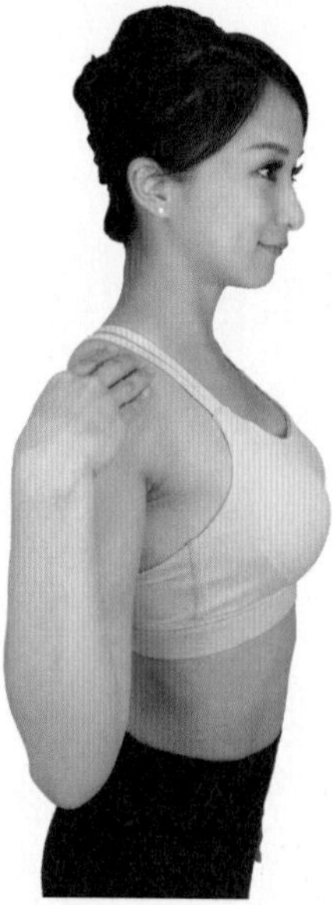

步驟 1
把疼痛側的手掌放
在同側肩上。

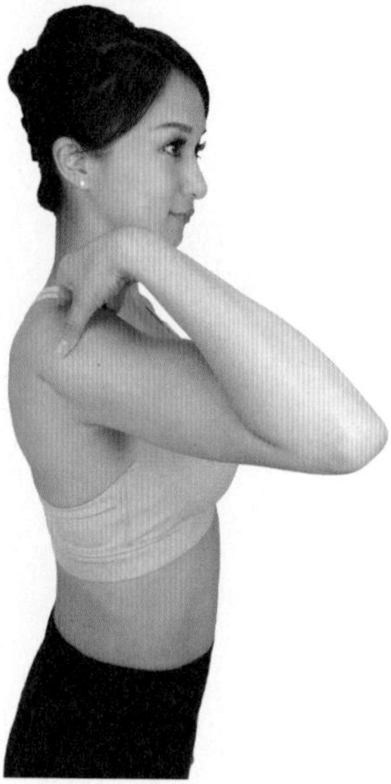

步驟 2
手肘朝前方。

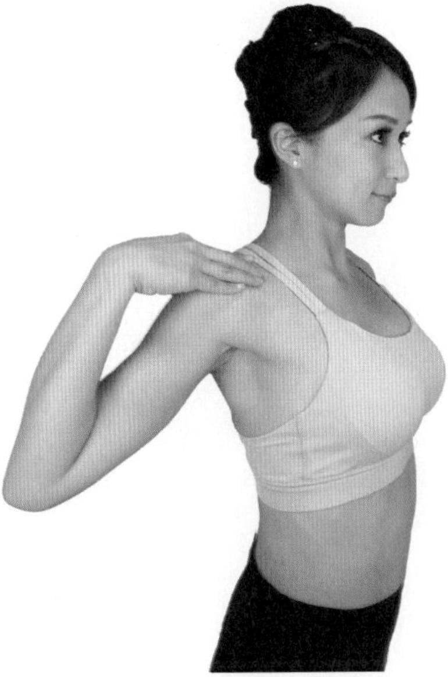

步驟 4
早晚各一次，
每次轉五圈。

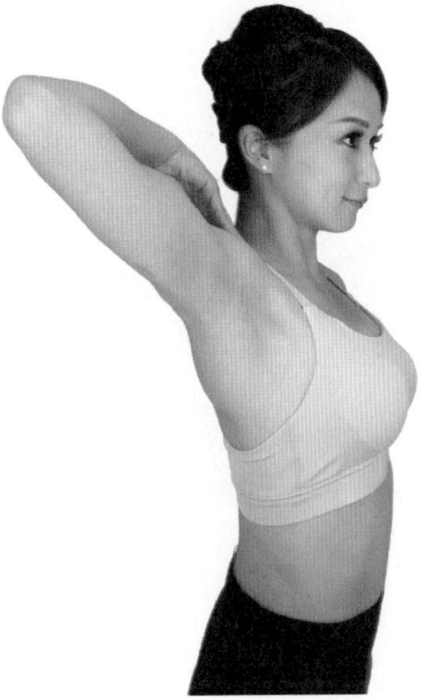

步驟 3
以肩為圓心，緩慢地
從前往後畫圓伸展。

背後爬梯

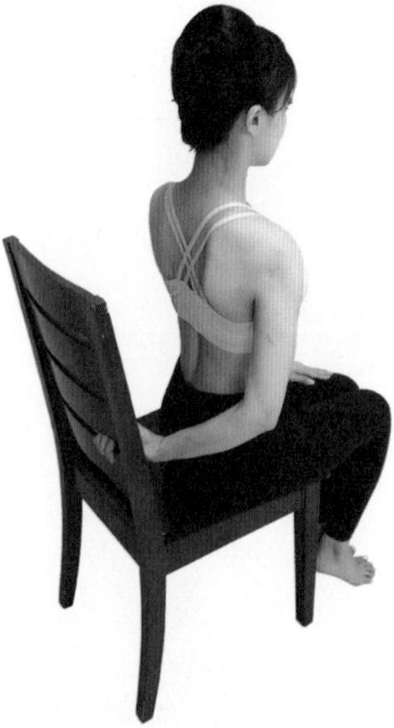

步驟 2
把手放到背後，從輕鬆、放得到的格子開始。

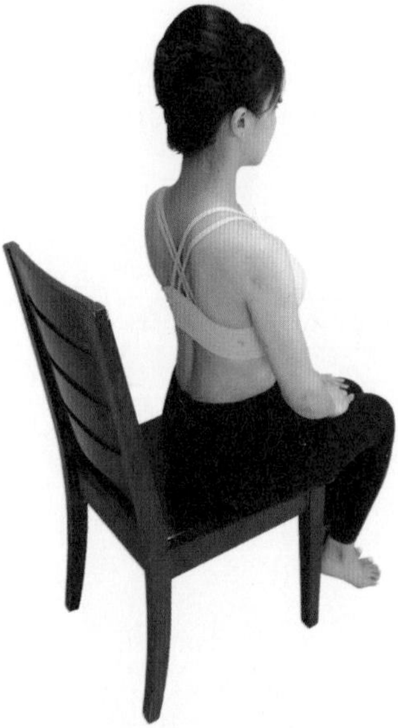

步驟 1
坐在一把穩固的、背後有洞的椅子上。腰背挺直。

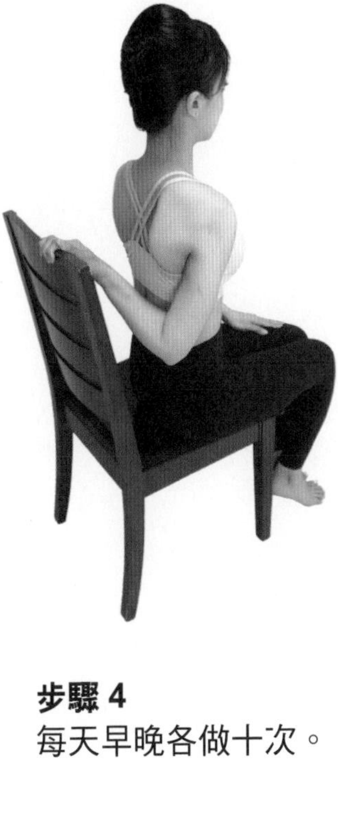

步驟 4
每天早晚各做十次。

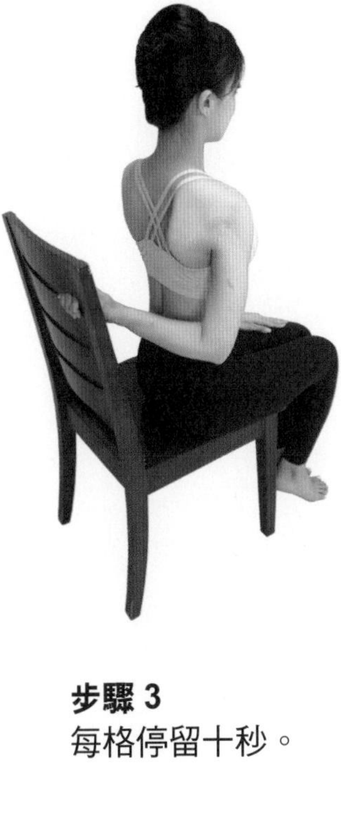

步驟 3
每格停留十秒。

肌力訓練：有肉才能全好

一般來說，輕微的五十肩透過認真復健，三個月可以拉開關節囊，而復健三個月未見成效的頑固型肩友，雖然可以透過擴張術把沾黏的關節囊分開，直接改善角度受限、疼痛與睡眠障礙等困擾，但是比起輕微五十肩，頑固型肩友因為治療之前的症狀相對嚴重，病程也較久，所以肩部的活動量通常會少很多，特別是拖上一、兩年才肯積極治療的頑固型肩友，肩部與手臂肌肉萎縮的問題往往更明顯。

肌力不足，老態馬上來

肌力一旦不足，可不是力氣比較小這麼簡單而已。假設一般人活動需要的肌力是八十分，有在舉重物是一百分，五十肩肩友常常掉到六十分，頑固型肩友的肌力可能只剩三十分。

拿三十分的力去做八十分的工作，首先就會覺得站不直、坐不挺、躺著累，每天都虛虛的不踏實。頭好壯壯、身體健康時，男性看上去威風凜凜，女性看起來婀娜多姿，原因無他，正是因為肌肉協調靈活。若男生彎腰駝背，下巴比腳趾頭還前面，或女生想扭個水蛇腰結果卻扭到腰，就一點美感都沒有了。

除了體態，還會有無法因應日常生活活動的困擾，像是無法提東西、無法抱孫子，甚至連想自拍都沒辦法，手會抖個不停，這些都是肌力不足無法負擔生活的表現，輕則完成不了日常生活，重則拉傷、扭傷。

別擔心變金剛芭比，肌肉要非常認真才能長一點點

正常情況，年過四十後，每十年肌力會自然流失八％，七十歲後流失速度再加倍。五十肩肩友由於肩部疼痛的關係，活動會更加減少，肌力流失的情況更加嚴重。

一般人常見迷思是，覺得自己「很壯」，不能再運動，不然會更壯。但大多會這樣說的人都不是真的壯，而是胖。壯與胖的差異來自於身體組成，壯的人以肌肉為主（體積較小），胖的人以體脂為主（體積較大），就算體重相同，外觀上卻是差異甚大。想知道自己是胖還是壯，找個體脂計站上去便知，也有可能是外觀很瘦，內臟脂肪卻超級厚實喔！

若想讓身體組成變成以肌肉為主，得擬定長肌肉計畫，必須非常努力又認真吃蛋白，才有機會長一點點肌肉，肩友們別自己嚇自己，家裡沒有體脂計也沒關係，ＢＭＩ和腹圍九十公分都是簡易好測的健康指標。

五十肩肌力訓練原則：初期伸展、後期重訓

【注意】
這是「已治療」的五十肩肌力訓練原則，急性期先以治療為主，千萬不要硬拉。

理論上，輕微五十肩患者積極復健三個月、頑固型肩友進行肩關節囊擴張術治療後，關節囊沾黏的情況都已改善，接下來要處理周邊軟組織（肌肉、肌腱）的問題。

在進行肌力訓練之前，肩友必須先進行漸進式伸展。肌肉等軟組織就像橡皮筋，太久沒有拉開會僵硬，這時若再猛力拉扯便會斷掉，所以要先從輕輕的拉伸開始，盡力伸展到全關節角度，讓久未使用的肌纖維重新習慣收縮。之後再慢慢進展到肌力訓練。

肌力訓練分為下列三種：

一、等長訓練

「等長」指的是「肌肉等長」，是一種不改變肌肉長度的運動。學理上來說，就是肌肉在用力收縮時，整塊肌肉的長度不變。因為肌肉長度不改變，所以又稱為靜態訓練，用力在固定不動的物體上，像是大力推牆或是背後推椅，手不動但有在用力。

這種運動可以拉長與肌肉相連的肌腱，同時保持兩側肌腱在骨骼上的附著點之間的距離不變，優點則是肌肉無移動，對肌肉負擔較小，不容易受傷。一般都會建議肩友先從這類運動開始，避免突然的過度拉扯造成二度傷害。

做等長訓練時，比如大力推牆，可以想像自己在用力推開千斤重的大鐵門。居家運動可以用手推牆、兩手互推或是用力將單槓拉向自己，每次執行五秒鐘，漸進式增加次數，目標是早中晚各執行十次。

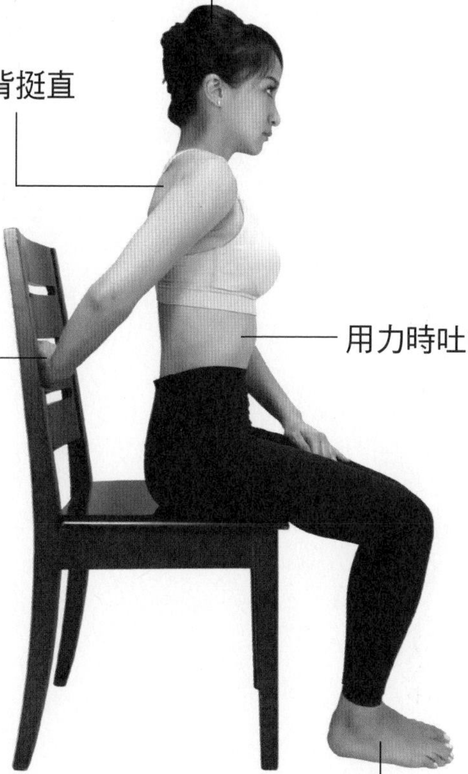
身體固定不要動
腰背挺直
用力時吐氣
手掌推椅背
雙腳貼地

二、等張訓練

「等張」指的是肌肉的張力不變但長度改變，是最常見的運動方式，又稱為動態訓練，常見配合一公斤左右的小啞鈴當作訓練器材。不過，若是大病初癒的肩友，建議還是以最基本的徒手開始即可，再慢慢增加重量道具，比較安全。

以下介紹兩組動作，肩友可依自己狀況做調整。

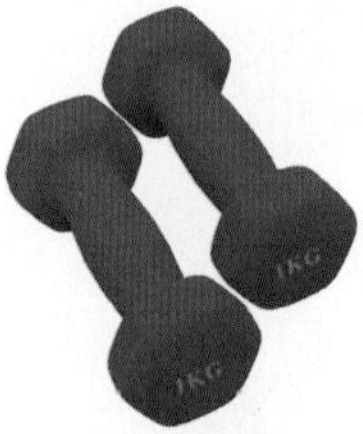

初期以 1 公斤啞鈴開始，視個人情況漸進式增加重量。

後舉啞鈴

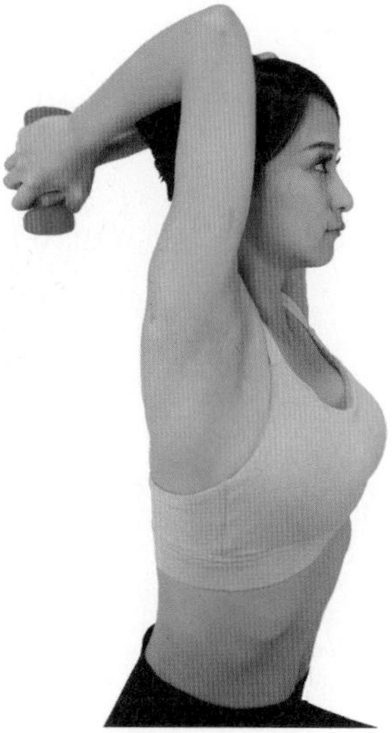

步驟 1

緊握啞鈴置於頭後面。

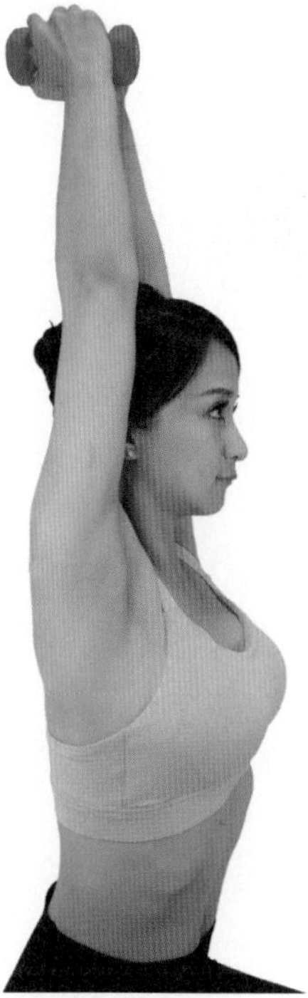

步驟 2

雙手同時用力向上，緩緩地將手肘打直。重複此動作。

彎舉啞鈴

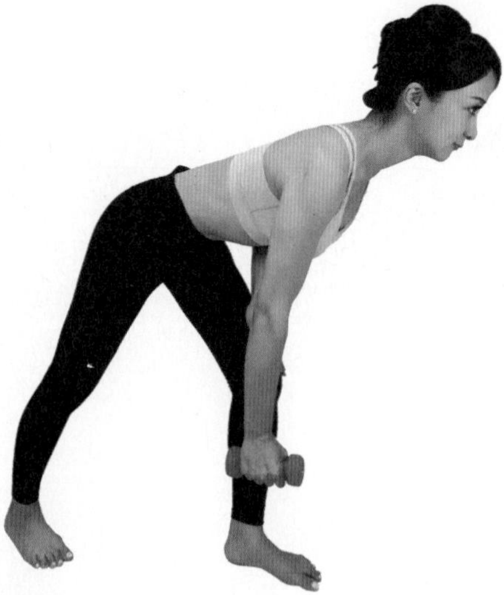

步驟 1
彎腰，身體向前，背挺起來。一手握緊啞鈴，另手可置於大腿保持平衡。

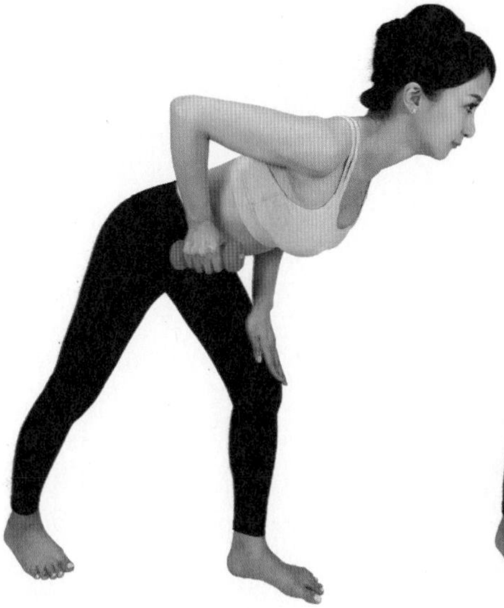

步驟 3
依個人活動度調整上提高度，過程約 3 ～ 5 秒。重複此動作。

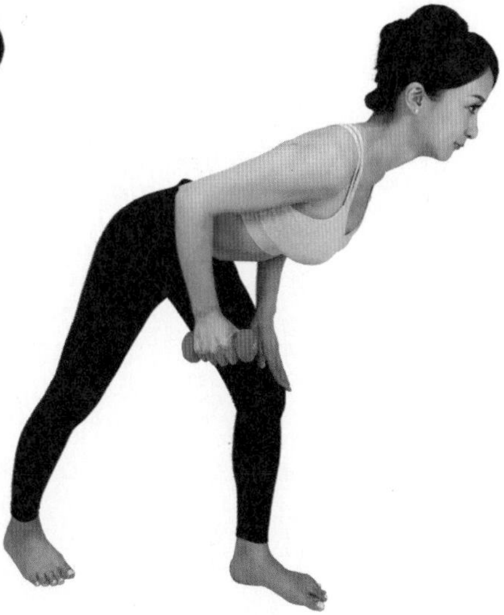

步驟 2
手肘向上提，身體保持穩定。

三、**負荷強度（重量）**

肩友在經過治療、伸展後，等到長期未用的手臂已經習慣運動了，就可以漸進式依自己的狀況增加肌肉負重。最重要的是，進行重量訓練時，請務必固定身體後再開始進行，並慎選重量，過輕達不到肌力增強的用意，過重則容易受傷，每個人的強度都不同。

肩友的初期重量訓練的原則是：重物（啞鈴、壺鈴等）拿起來可以舉十五到二十下。不到十五下就舉不動了，表示太重；舉了超過二十下還覺得可以舉，表示太輕。

每個人的肌力狀況不一樣，肩友可以把這個簡易原則當作初始運動指標，等到手臂狀況從病況回到正常，再慢慢增加重量。切記，「不受傷」才是運動第一要務！

側舉啞鈴

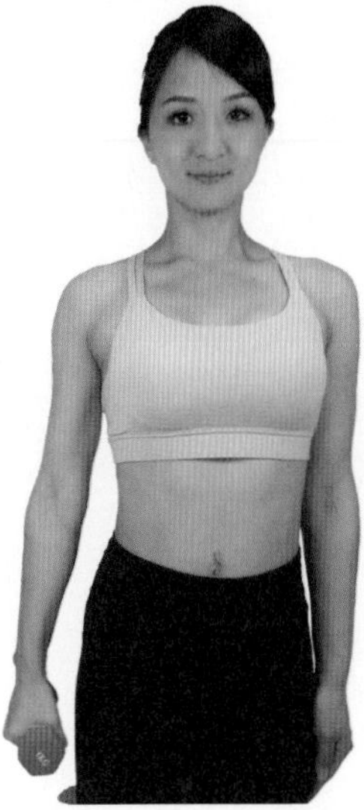

步驟 1
單手握緊啞鈴。

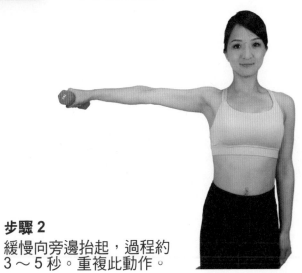

步驟 2
緩慢向旁邊抬起，過程約 3～5 秒。重複此動作。

躺舉啞鈴

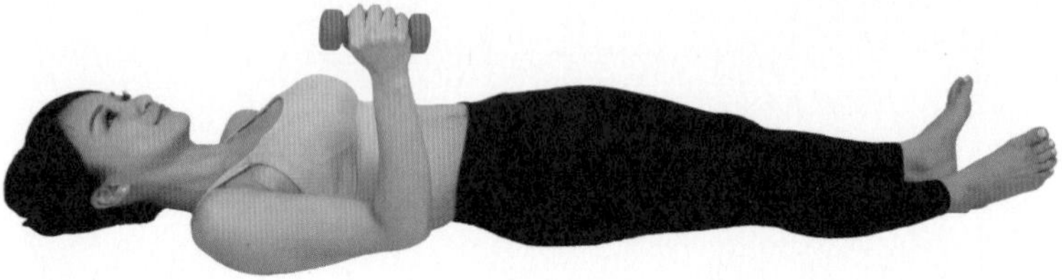

步驟 1
平躺於地面，手握啞鈴，手肘呈 90 度。

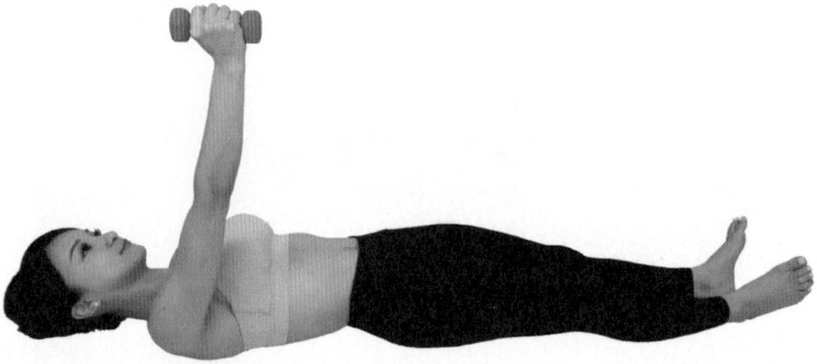

步驟 2
手向上打直，緩慢進行，過程約3～5秒。重複此動作。

診間小故事——人生沒什麼好忍的，解決就是了！

「我最討厭人家叫我忍耐了！」吳先生，五十八歲，左手頑固型五十肩，之前復健三個月無效，經人介紹來到我這裡接受肩關節囊擴張術，今天是第三次治療。

「忍耐是很不負責任的，解決才對。」吳先生今天有點嚴肅，不知道發生了什麼事？

原來前幾天他和幾個朋友聚在一起聊天，有些沒有肩膀痛的朋友問起他怎麼最近常跑臺北，他說是為了治好五十肩，每星期要來一次，想說上來看看以前念書、工作時的老朋友，每星期都安排不同的聚會，反正治療後還蠻舒服的，吃個飯、聊個天，一天行程剛剛好。

「五十肩治療要花錢？」以前和他一起跑業務的同事很訝異地說：「五十肩忍一下就好了吧！」

吳先生起初還耐著性子說他原本也這樣想，但前一個月每天都沒辦法睡覺，每星期還去復健兩、三天，「真的是像在地獄啊！」最後才下定決心接受進階的肩關節囊擴張術。吳先生餘怒未消：「能夠不生病最好，誰想生病難受又花錢的！」

沒想到他講完，對方不但不理解，反而火上加油開玩笑說：「那一定是你怕痛啦！沒辦法忍！」其他人也隨之起鬨。「他們根本沒得過五十肩，只會叫別人忍耐！」吳先生搖搖頭，「以後不和他們約了！」

人家都說同病才能相憐，沒有得過頑固型五十肩，再怎麼有同理心，也無法體會那種一動就痛、晚上不能睡、運動像刀在割的艱難。

我們安靜聽著吳先生訴說被誤解的委屈，幸好他的角度恢復得不錯、疼痛改善不少，晚上也能一覺到天亮，身體舒服了，其他人想說什麼也無所謂了。

發洩一頓後，吳先生心情好多了，「得了五十肩後，突然意識到我都五十歲了，人生真的沒什麼好忍的，解決就是了！」

病後的人生觀，真的是愈歷練，愈有智慧。

診間小故事——新東西也很不錯啦！

五十肩因為好發在四十至六十歲，透過肩關節囊擴張術療程，這些年我有許多機會可以和這個世代的大哥大姐們聊聊，聽他們說說人生智慧、也聽他們說說人生瑣事。

這天剛好是媳婦都剛生第一個寶貝孫子的新手阿嬤們一起候診，三位肩友七嘴八舌討論該怎麼在好阿嬤和好婆婆之間拿捏。

「妳們有沒有聽過百歲？」王姐問另外兩位稍微資深的阿嬤，她顯然對這個名詞非常不解。「有啊。」「讓小孩哭，不要理他嘛。」兩位肩友立刻產生巨大共鳴，你一言我一句討論起這種新世代的育兒法。

「我媳婦網路看來的，說不是讓小孩哭，是訓練！」王姐搖搖頭，「但我怎麼看都是讓小孩哭到睡著。」三位阿嬤也沒辦法理解，以前小孩哭就是抱，也養大了這麼多個孩子，「小孩到三、五歲就叫不醒了，現在就要小孩睡過夜？」王姐都快哭出來，「我孫子才兩個月啊！」

「就是。」另一位陳姐接著說，「我哪敢多嘴啊，等下又被媳婦討厭，這罪名我可吃不消！」三位剛當阿嬤、剛當婆婆的肩友，在候診椅裡不約而同感嘆起來。「以前婆婆怎麼說，我們就怎麼做，現在媳婦怎麼說，我們也得怎麼做。」

世代交替，最辛苦的就是在世代中間的夾層，既要承先又得啟後，過去的教育養成現在全不管用，如今每五年就翻轉一次觀念，光是寶貝孫子怎麼養就足以弄得人仰馬翻。

「不過啊，」王姐突然微笑，「還好我媳婦有上網，就是她幫我找到許醫師。」她的五十肩已經半年多了，「這半年多，說真的，就算想半夜起來幫媳婦顧孫子，或是白天想多抱一點，這個手啊，就是沒辦法配合。」

王姐欣慰地笑著說：「新東西也很不錯啦！」三位阿嬤一起點頭笑著，讓我想起了那句老話，「兒孫自有兒孫福」。

這不是五十肩之易混淆疾病

別看小小的肩頭，裡頭的學問可大著！

肩部疼痛時，「五十肩」常常成為代罪羔羊，大家總習慣性說自己是「五十肩」，但如前文所述，五十肩的總人口盛行率只占二到五%，也就是每一百個人只有二到五個真的是五十肩，五十肩可說是樹大招風。

肩友們千萬別急著對號入座，請先就近找復健科醫師或是看看後文描述的症狀，確定問題，才能真正解決問題。

不穩定肩關節

「不穩定肩關節」和五十肩的本名「沾黏性肩關節囊炎」一樣，在字面上就已經解釋了疾病的成因，也就是「不穩定」的「肩關節」，解決方式當然是逆向地讓肩關節「穩定下來」。

要了解「不穩定肩關節」，我們得先從「穩定的肩關節」談起。這部分還請參考第三十七頁。不穩定肩關節最常見的主訴則有以下五種，肩友們可以比對一下自己是不是也有同樣的症頭。

「不穩定肩關節」最常見五大主訴

一、**「感覺怪怪的。」**常聽肩友說覺得肩膀鬆鬆的，一直有種不安全感，好像肩膀沒有很穩，活動上會感覺異常。有三分之一患者則表示肩部周圍會有麻木感。

二、**肌肉較沒力**。肌肉本來就是穩定肩關節的支柱，可能是因為肌力不足造成肩關節容易晃動，也可能是其他支柱的罷工造成了肌肉的職業倦怠，總之，確定原因都需要理學檢查才能診斷。肩友則常會覺得手軟軟的，也較容易發生肌肉拉傷的狀況。

三、**活動「喀喀聲」**。簡單說就是沒有固定好，所以活動時會有軟骨磨擦或是肌腱脫軌後造成的聲響，就像在高速公路上看到前面卡車載滿了貨但繩子沒綁好，一直讓人覺得有東西被甩來甩去的感覺。若施力不對，關節磨損後將形成退化性關節炎，肌腱不當拉扯也會引起發炎。

四、活動角度過大。由於沒固定好，所以活動角度比較大。當然，並非活動角度大就是肩關節不穩定，這和個人的柔軟度或關節囊活動狀況都有關係，這裡指的狀況是一旦活動角度過大，周邊肌肉也會被過度拉扯，容易造成拉傷。

五、容易半脫位或脫臼。半脫位或脫臼是不穩定肩關節最不樂見的情況，那種心情就像買了價值五十萬的鴿子蛋深海超大珍珠想當傳家寶，但低頭一看珍珠居然不見了一樣驚恐！況且，脫位的肩關節還有可能拉扯到神經，引起神經方面的病變，讓治療更加棘手。

怎樣會有「肩關節不穩定」？

醫學上簡單分兩種：天生的和後天的。（其實所有疾病大多都是這樣分，後天的又稱為續發性的，與外在受傷等有關，之後提到的肩部疾病也多半這樣分類，像是先天性五十肩的沾黏原因不明，但後天的沾黏是因故不動而產生。）

天生的不穩定可能和基因或性別有關，原廠出廠就沒裝好的意思，可能是裝得不符規格，也可能是裝得不穩，總之就是一出生就是這樣的意思。先天性的肩關節不穩定多半在兒童至青少年時期就會產生症狀，女性多於男性。

後天的不穩定則和外傷有關。常見原因是過度使用與使用不當，比如說活動力較為旺盛的青壯年、常常需要使用肩膀的棒球投手，或是衝撞度高的衝浪、籃球等運動員，肩部使用率比一般人高，相較之下肩部不穩定的機率自然也比一般人高。這就像記憶體只有1G的手機，隨便裝幾個APP、看個劇就一直當機，常常這樣操手機，很快就會變成黑磚是一樣的道理。

該怎麼治療「不穩定肩關節」？

治療的方式無它，讓關節穩定。我們已知肩關節的固定與肩胛骨、肌肉與韌帶、關節囊有關，所以處理方式基本上就是哪裡沒固定好，就固定哪裡。最簡單不需要開刀的法子就是把固定的繩子綁得再緊一點，也就是做肌力訓練，讓三角肌、棘上肌、胸大肌、肱二頭肌及肱三頭肌的力量充足，活動時便能有效穩定肩部。若是外傷型或發育缺陷，手術則會針對外傷或缺陷做修補，像是容易前肩位脫臼者，那就縮緊關節囊；或用肌腱修補術重新固定好肌肉與骨頭等。

我是不是「不穩定肩關節」？

肩部因為使用廣、功能多，牽扯的疾病自然也多，肩友若有類似症狀，先就近接受復健科專科醫師的檢查做出診斷。肩部症狀多半層層疊疊，有時實際源頭可能從表面看不出來，需要有經驗的醫師做出判斷，一方面對症下藥才好得快，另一方面把握治療黃金期，身體才能獲得最好的醫療品質。

旋轉肌袖（rotator cuff）

除了五十肩，最大宗但最少被提到的，則是掌管肩部活動的主要肌肉群「旋轉肌袖」出了問題。旋轉肌袖由四條肌肉組成，分別是肩胛下肌、棘上肌、棘下肌與小圓肌，這四條肌肉及其筋膜，就像是袖子一樣從肩部延伸，學者便依據其功能（負責旋轉）與樣貌（長得像袖子），將之命名為「旋轉肌袖」。

造物主的巧思實在是無人能出其右，這四條肌肉協同三角肌後，能做出三度空間的活動範圍，讓肩部成為人體最會活動的關節。試想，腰可以左右轉、膝可以前後彎、頭最多只能繞圈左右轉，肩關節卻可以後伸、前屈、內旋、外旋、內收、外展、水平外展、水平內收，真的是非常厲害。

只不過，就像貨運外箱的固定繩子，經過長途跋涉之後，繩子不免會有些細小的斷裂，看起來毛毛的。旋轉肌袖的功能既然是固定肩關節，也一樣會因為過度使用而產生損傷、裂痕，甚至斷掉的情形，也就是所謂的撕裂傷。

若旋轉肌袖受損，輕則疼痛、重則無力抬不起來，休息也不會好，需要開刀才能把這些斷裂補起來。屆時，身體的疼痛及造成的副作用，都挺讓人吃不消的。

旋轉肌袖

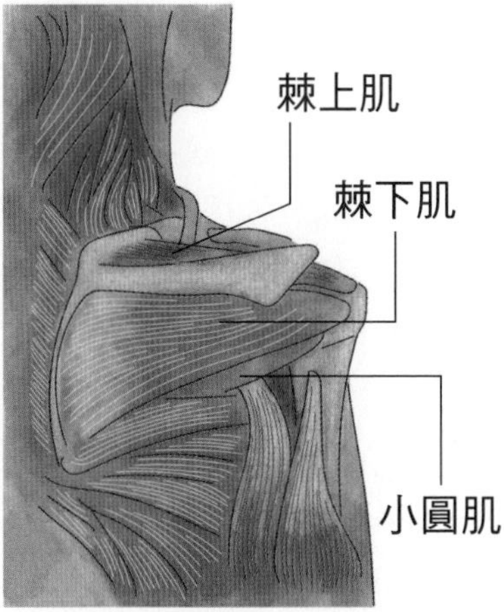

背面

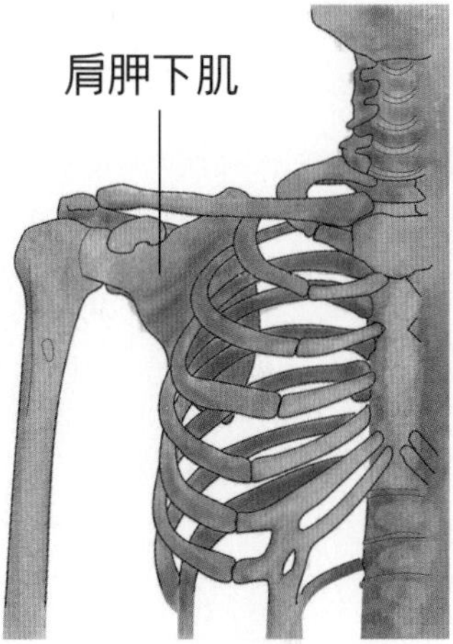

正面

旋轉肌袖的保養觀念

防患於未然，常見的損傷原因有老化、車禍、外傷、運動傷害、負重、重複動作的工作、常舉手過肩等。人體的保養道理都相同：「適度使用，適度休息」，除了應該漸進式活動與負重，也要避免突如其來的過度活動，像是一年只花一整天大掃除、興致來才整理庭園、猛力抱起許久未見的小孫子，都是超過平日、猛烈增加肩部活動的常見情形。同時，調整工作形態，避免重複的動作等，都能讓肩部在使用過後還有修補的機會。

夾擠症候群

相較於五十肩，「夾擠症候群」較少被提及，但前往肩關節整體評估門診看診、自覺罹患五十肩的肩友，其實有好一部分都是罹患夾擠症候群。

只要把「五十肩」和「夾擠」做成下方的表格，相信肩友就能一目了然。簡單來說，五十肩是「關節」出問題，夾擠是「肌肉」出問題，後續處理自然大不相同。

為什麼肌肉好端端的會被夾到呢？我們先看看下一頁的骨頭圖，找到肩峰與肩峰下空間，而被旁邊這些骨頭們夾到的肌肉，常常是通過肩峰下空間的棘上肌、肱二頭肌肌腱。

	五十肩	夾擠
問題點	關節囊黏住	肌肉被骨頭擠到
治療方式	分開沾黏	不讓肌肉被擠到
	• 自己拉開：復健 • 別人拉開：關節鬆動術 • 進去割開：內視鏡 • 液體撐開：肩關節囊擴張術	• 肌肉消腫：休息、藥物 • 骨頭削掉：肩峰下減壓術
疼痛緩解	休息更痛	休息會好
活動角度受限	卡住扳不動	很痛但可以舉

夾擠症候群

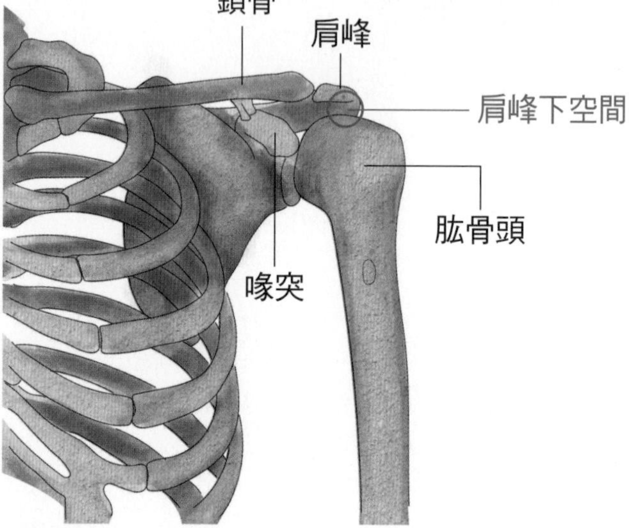
鎖骨
肩峰
肩峰下空間
肱骨頭
喙突

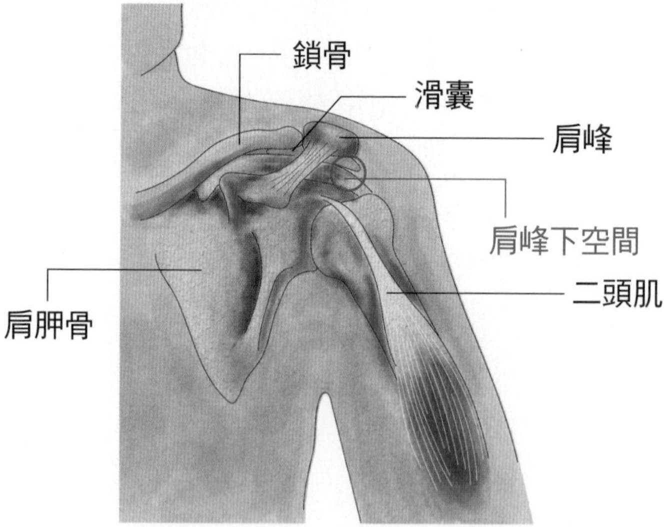
鎖骨
滑囊
肩峰
肩峰下空間
二頭肌
肩胛骨

夾擠久了會引發五十肩

夾擠雖然是肌肉的問題，休息會好，常讓肩友不以為意，但反覆發炎以及因為疼痛而閃躲某些關節角度，時日一久，確實有可能會造成關節囊的沾黏，形成五十肩。一旦五十肩黏住了，處理起來可就不是休息而已，還得搭配認真復健或肩關節囊擴張術治療，肩友不可不慎。

夾擠在年輕人身上的誘因是玩手機、玩手遊，長者則是打麻將、看手機股票，肩膀痛變成了文明病，無論年齡，都可能會因為不自覺地手臂懸空，讓肩頸問題益發嚴重。醫師開立的肌肉鬆弛劑或止痛藥往往治標不治本，還是得仰賴肩友自行找出危害肩膀的原因，好好調整使用肩膀的方式，肩膀才能陪我們健康到老。

鈣化性肌腱炎

「許醫師，我到底是五十肩還是鈣化？」

前來肩關節整體評估門診看診的病人，多半是頑固型五十肩痛了大半年，卻仍需要我提供第二意見。他們常常納悶自己的肩痛到底是五十肩？還是鈣化？因為前一位醫生說，有一點五十肩，也有看到一點鈣化，但都不嚴重，肩友被醫學名詞搞得團團轉，不知道怎樣才可以不會一動就痛、一睡就痛醒，於是就先去做復健，每次做都痛得要命。「不是說五十肩拉開就好嗎？怎麼愈做愈痛？」

鈣化就是鈣結晶堆積在細胞間質中，形成一個堅硬的小石塊，全身肌腱都有機會，但七成發生在肩關節。症狀的原理也很容易理解：小石頭在活動時磨到其他軟組織，造成發炎、疼痛，進而影響活動角度。鈣化最喜歡的肌腱是旋轉肌群中的棘上肌（supraspinatus），猜這條的話，有六〇到九〇%的命中率。

雖然鈣化痛起來真的像是拿刀在割，但並非每個鈣化都會引起疼痛，更多時候沒有症狀。一九四一年時，Bosworth 檢查了六千零一十六位一般辦公人員的雙側肩膀，其中只有二．七%的人出現鈣化沉積，但他們之中只有三四～四五%出現鈣化性肌腱炎症狀。也就是說，有鈣化的人之中，超過一半是沒有症狀的。

肩部疾患常合併發生，「五十肩」與「鈣化性肌腱炎」並存

人體疾病對應向來不是單純的一個蘿蔔一個坑，有時候一個蘿蔔會橫跨很多個坑，有時一個坑裡會長出很多蘿蔔。臨床上，常常見到鈣化的肌腱沒有症狀，但當肩部疼痛時，X光上便會看到躲在旁邊的肌腱鈣化，不一定與該次就診原因有關，就只是存在著，而且可能存在很久了，不見得需要處理。

鈣化性肌腱炎之所以能和身體和平共處，第六十五頁提到的纖維母細胞功不可沒。還記得纖維母細胞嗎？就是人體受損後的修補匠，會把所有破損的東西都黏起來，有時上太多膠不小心把關節囊整個黏在一起變成五十肩的那一位。纖維母細胞一旦發現肌腱長出奇怪的小石頭，也是使出同一招，把小石頭整個包起來，這樣邊邊角角利利的部分就不會刮到肌腱、不會讓軟組織受傷，可以好好待在身體裡，相安無事。

五十肩不治療，可能會讓「鈣化性肌腱炎」發作

不過，要是罹患了五十肩，很可能會喚醒鈣化性肌腱炎。

由於五十肩是關節囊被黏住，因此首先會出現角度受限的問題，活動上會卡卡的，身體為了代償，便會加強力度活動，這時原本被纖維化的鈣化點，就會因為活動角度與力度增加，而把外面包住的纖維拉扯掉，進而造成周邊軟組織一起發炎。另一種情況是，原本正常活動時並不會被鈣化

劃到，但因為有五十肩，角度會因而代償、調整，就變得和過去的活動方式不同了。

「那該怎麼辦？」肩友別擔心，遇到一個問題就解決一個問題，便不會引發其他問題。肩關節囊擴張術是一整個療程，意指不是解決單一問題，而是全面性解決肩部的整體狀況，效果自然比較好。但無論如何，肩部有不適，盡早就醫！早期診斷，把握治療黃金期，永遠是醫療的不二法門。

肌筋膜症候群

如果我改行當網拍的話，枕頭一定是團購第一名！不知道為什麼，大家沒睡好一定先怪枕頭，一下覺得它太軟，一下又說它太硬，一下嫌它太高，一下怪它太矮，怪來怪去、嫌來嫌去，家裡堆出了一座枕頭山，肩頸痠痛的問題倒是從沒好過。坊間更常見各種吸引人的寢具廣告，什麼人體工學、紅外線、磁能量、可記憶枕等。

原因很簡單，問題不在你的枕頭，而是你的頭。

夜間睡眠品質不佳，說穿了其實就是現代人身體硬邦邦，晚上睡不好、睡眠品質差，醒來後常覺得好像跑了整晚的馬拉松，愈睡愈累。這不代表枕頭或床墊買的不夠貴，反而是自己本身的身體已經有狀況，所以才會對寢具挑三揀四。君不見身體軟QQ的小孩們，不管是在車上睡得東倒西歪，或是睡意來襲在任何地方都能熟睡，醒來後仍然活跳跳的。再想想年輕氣盛時的自己，不也徹夜狂歡，倒地就睡，哪有什麼枕頭或床墊的問題？

當然，先別急著感嘆年華老去，你也可能是得了「肌筋膜症候群」。

「肌筋膜」是一種乳白偏透明的結締組織，如保鮮膜般包住全身，與中醫的經絡觀念多有重疊，同樣是屬於整體性、全身性的概念。甚至有些學者認為，所謂的穴位可能和肌筋膜息息相關。

「肌筋膜症候群」是指身體的肌筋膜失去了平衡，讓身體出現過度收縮、抽筋與疼痛，常見症狀如睡不好、脖子很緊、頭痛、背痛等。這種疾病和年齡無關，反而好發在久坐辦公室、少運動的年輕女性身上，他們也特別喜歡「吃重鹹」的按摩方式，覺得壓到某一個點便全身舒服。

如果您符合以上描述，治療與預防方式都是要養成運動習慣、避免長時間維持同一個姿勢。即便是行政工作也可以改成站姿，讓身體多多活動。

要是從治療觀點來看，五十肩其實比肌筋膜症候群容易處理。五十肩雖然病因不明，但很清楚知道是因為肩關節囊沾黏所造成，只要以肩關節囊擴張術治療，大多數肩友一個月內就能治療完畢，效果顯著，鮮少復發。反倒是肌筋膜症候群，今天疼痛改善了，下星期熬夜加個班可能就又回來了，除非病人改變生活形態，不然華陀再世也束手無策！

頸椎壓迫

「頸神經根壓迫」（頸椎壓迫）與五十肩一樣，都是慢性、看不出問題、不容易治療，同時也常被身邊人認為是裝病，需要去看身心科的一種疾病。此外，這兩種疾病的好發族群同樣有所重疊，好發於四十至五十歲左右，近年因為低頭與久坐辦公室使然，有下修至三十五歲的傾向。

頸椎壓迫與五十肩最明顯的差別在於角度的限制，兩者都會疼痛，病因與症狀則有明顯的區別。

五十肩的病因是「肩關節囊沾黏的發炎反應」，可以簡單想成關節囊被黏住，在理學檢查時會有一種扳不動的感覺。神經壓迫的疼痛則是因為神經被周邊組織壓迫，可能是椎間盤，也可能是骨刺等贅生物；表現症狀則以疼痛、手指麻木、感覺異常為主，活動角度並無影響。

人體的神經有各司其職的明確分界，若有肩部部疼痛的狀況，可以對照左頁插圖，看看是不是有明顯不適的區塊，代表神經方面病變的可能性較高。

然而，頸神經壓迫若發生在第五、第六頸椎處，由於位置剛好在肩膀，常見病人向親朋好友主訴肩膀痠痛，被一口咬定是五十肩，繞了好大一圈，最後才診斷出來其實是頸神經根壓迫的情況，卻也因此拖了太久，錯過治療黃金期，神經末梢已有受損，造成手臂肌肉萎縮，治療效果不甚理想。

門診時，常碰見頸神經壓迫的病人抱怨肩部問題一直無法獲得改善，四處求醫卻無法求得解決之道，雖然求診過程中不是沒有醫生說過是神經的問題，但因為疼痛痠麻的部位一直在肩膀，也和五十肩一樣舉不起來，所以總是四處尋找能夠處理肩膀的醫生。

然而，終究要對症才治得好，人家說「醫生緣，主人福」，醫療本就需要時間才能慢慢見效，若是肩友們有幸遇到願意信任的醫師，請務必聽

頸神經壓迫症狀位置圖

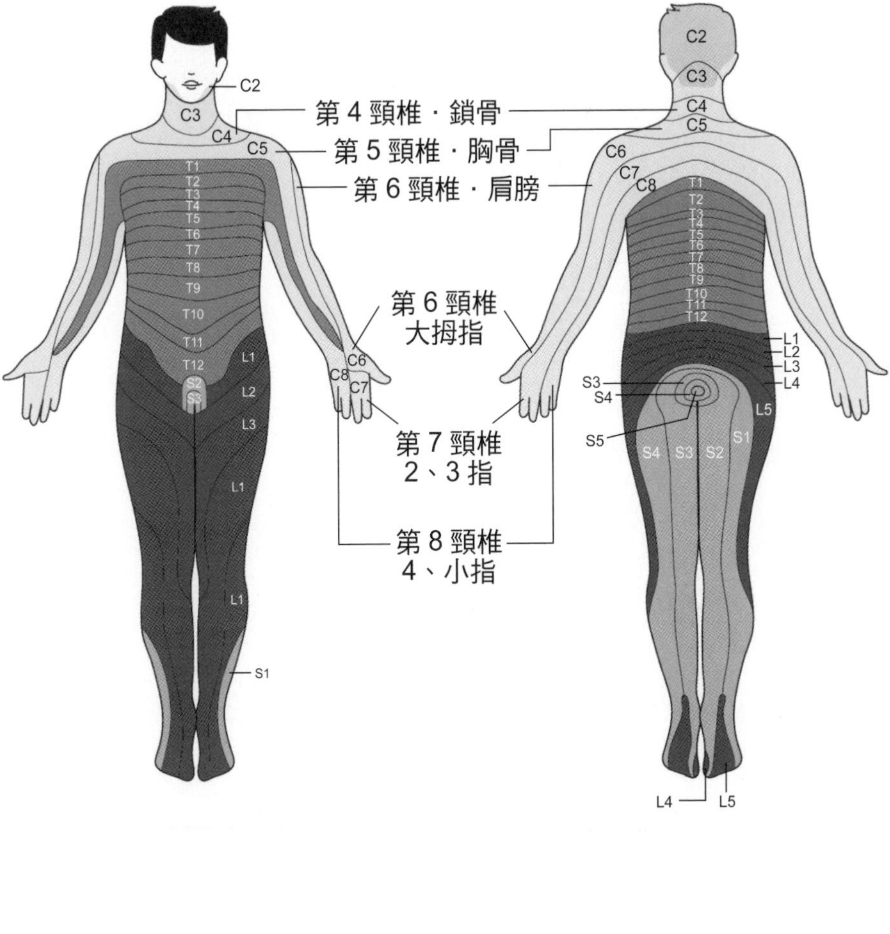
C2
C3
C4
C5
第 4 頸椎・鎖骨
第 5 頸椎・胸骨
第 6 頸椎・肩膀
C6
C7
C8
T1
T2
T3
T4
T5
T6
T7
T8
T9
T10
T11
T12
L1
L2
L3
L4
L5
S1
S2
S3
S4
S5
第 6 頸椎
大拇指
第 7 頸椎
2、3 指
第 8 頸椎
4、小指

從醫師的指示，好好的、持續的，把病治好。

胸廓出口症候群（Thoracic Outlet Syndrome）

「許醫師，我只是伸個懶腰，整隻手就麻起來，還變得冰冰冷冷的！」來肩關節門診求診的病患以為手整隻都麻了，起點是肩膀，那一定是肩部出了問題，沒想到問題不在肩，而是在胸。

「胸廓出口症候群」一般人很少聽到，但也不算少見，好發於二十五歲到五十歲女性，特別是使用肩膀負重的勞力工作者、經常懸腕及手臂前伸的上班族與電腦族，當然也包括肩部運動的運動員，如：羽毛球、網球。最特別的是，過緊的內衣或過細的肩帶，也容易造成這樣的情況。

胸廓出口症候群的病理機轉是，臂神經叢及鎖骨下的動脈或靜脈在胸廓處被肌肉（前斜角肌與中斜角肌）或骨頭（鎖骨與第一肋骨）壓住了。

更簡單說就是，血管被壓住導致血液循環差所以冰冷，神經被壓住所以感到麻木。

神經（臂神經叢）與血管（鎖骨下動／靜脈）由頸椎出發，準備前往上肢，但經過胸廓時，在胸廓處被壓迫，要求留下買路財，造成瘦、麻、

胸廓出口症候群

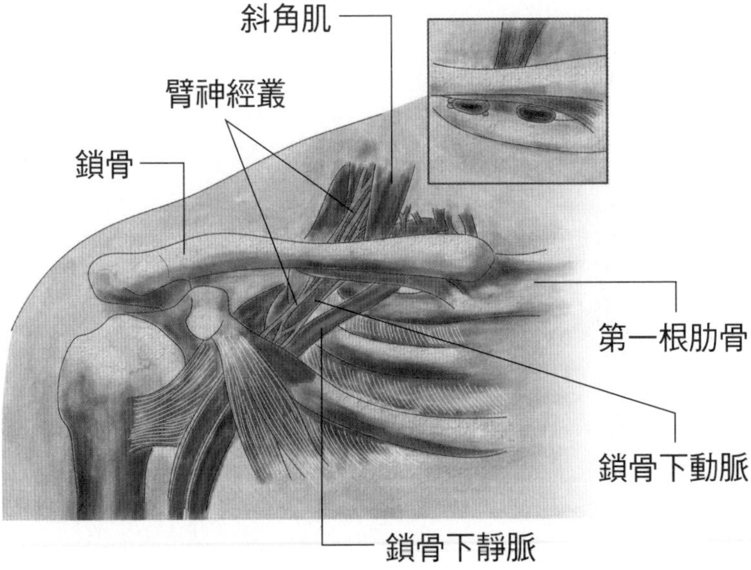

痛，甚至手臂冰冷。病人的手指會只麻後面三指，腋下內側則會有麻木與刺痛感，手舉過肩或提重物時，症狀則會加劇。

胸廓出口症候群因為牽扯的「關係人」眾多，可能是骨頭壓到、可能是肌肉壓到、可能是血栓壓到，受害者從靜脈、動脈到神經都有可能，因此在治療上首重「診斷」，唯有透過診斷找出病因，才能確實處理。如果是肌肉性的問題，可以透過訓練肩部肌肉、伸展斜角肌群，達到良好的療效。若是血栓型的，那就要使用血管攝影，並用氣球做血管成形術。無論是哪一種，肩部感到麻痛時，都應盡快就醫，才不會讓小病拖成大病。

膏肓痛

門診常見的「膏肓痛」也是一種容易與五十肩混淆的病症。有趣的是，「膏肓」其實不是西醫的用法，而是中醫的穴位名稱。中醫指心下膈上的部位為膏肓，心尖脂肪為「膏」，心臟和膈膜之間為「肓」，也被認為是藥力到不了的地方，所以有「病入膏肓」一詞。

若對應人體解剖位置，膏肓穴是在「第四胸椎棘突下，旁開三寸」。根據解剖後的呈現，是在肩胛骨脊柱緣，有斜方肌、菱形肌，深層為髂肋肌；亦有動、靜脈背側支及頸橫動脈降支通過，以及第四、五胸神經後支。

「膏肓痛」其實並不是什麼難治的疾病，而是菱狀肌肌肉筋膜疼痛，尤其是現代人長期久坐、固定姿勢不動，造成背後肌肉緊繃，有些人會有心臟與喘不過氣來的感覺，好像即將經歷一場大病似的，嚇得臉色慘白，很擔心醫師一開口，人生就要開始倒數計時。其實肌肉問題都還算簡單，容易處理，透過訓練肌肉、調整姿勢，症狀通常就會改善了。

膏肓痛

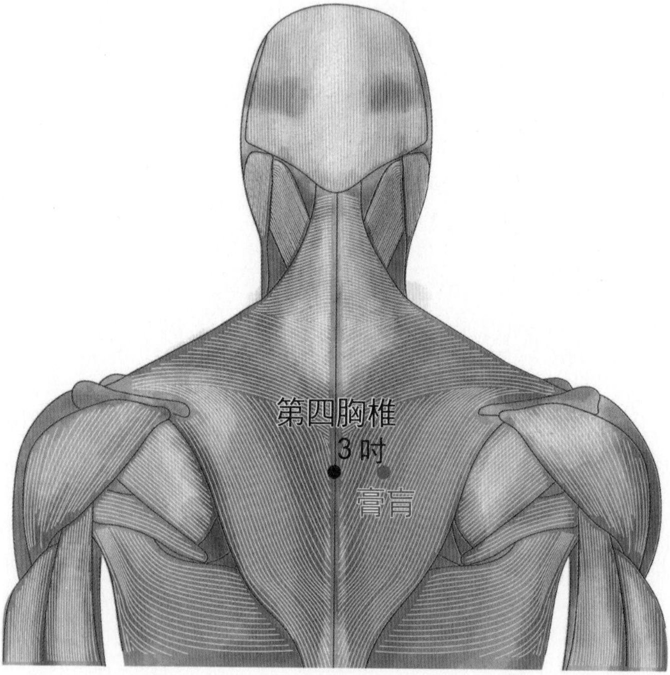

背面

診間小故事——用積極換取美好的現在

這天的肩關節整體評估門診來了一位氣質不凡的五十肩女性肩友，說話溫溫的，臉上掛著淺淺微笑，簡單問了幾個關鍵問題後，就仔細又認真地聽我解說肩關節囊擴張術，很果斷地決定接受治療。

這種說不上來的淡然感，和被頑固型五十肩日不能動、夜不能睡折磨的常見初診病人很不一樣，好像五十肩並沒有煩到她，只像是家裡缺了醬油，去賣場問一下哪瓶最好，就放進購物籃裡準備結帳一樣。

接受超音波檢查時，我看見她鎖骨下方有個縫合的痕跡，那是典型的人工血管位置。而所謂的人工血管，是將矽橡膠做成的基座埋入體內，與鎖骨下的靜脈相連，以便插入化療藥物的特殊針頭，免去反覆插針與減少化療藥物傷害小血管的情況，讓化療藥物可以快速進入中央靜脈，進而分布全身。

通常來說，胸膛上的規則縫合是做完化療後留下的身體痕跡，也就是說，這位肩友是一位前癌症病人。

「人工血管？」我得確定是否有遺漏的疾病史，病人忘記說的過往病史，得從理學檢查與觀察中發現。

「乳癌。」她微笑著對我點點頭：「上個月已經做完所有治療了。」

根據癌症基金會網站上的資料：「乳癌患者在手術後六個月時，發生肩關節僵硬與關節活動度受限的機率為一〇到五三%。」也就是說，高達一半的乳癌手術後患者會有五十肩的問題，比例遠高於其他族群。

檢查後發現，她的五十肩還算輕微，可以先試著復健三個月，若是沒有改善，再考慮第二階段的肩關節囊擴張術即可。

「許醫師，幫我打針吧！」她的語氣堅定、平淡，已經做了決定：「我今天就想好好睡覺。」

我望著她的堅定，理解地點點頭，請護理師協助準備肩關節囊擴張術。過往住院醫師的經驗讓我知道，癌症病人在與生命拔河的奮鬥過程裡，不知道治療效果如何？生命何時會結束？也不知道自己能不能挺過這一切，那種未知的茫然，能夠確定的只有把握現在。

生死關頭像是一面網篩，將生命的所有一切放在上面輕輕抖著，重要的人事物留在上頭，不重要的篩落至時間的洪流裡任其流逝。從今而後，只有現在、只有此時此刻。能用積極去換得的美好，對於重獲新生的人來說，都是值得的。

診間小故事——母親節禮物

陳阿姨準時在預約時間出現在尊爵病房前，身後還跟了大學生模樣的兩男一女，其中一個雖然穿著套裝，臉蛋卻非常青澀。

護理師請陳阿姨進入診間，一如過去注射上千個肩關節囊擴張術那樣，突然間，陳阿姨開口：「醫生，可不可讓我的小孩進來？」她不好意思地指指門口，眼神充滿期待。「陳阿姨會害怕嗎？不用擔心，再三分鐘就結束了！」打過那麼多針，我了解許多人對於醫療院所，特別是對「針」忐忑不安。

「不是啦！」陳阿姨有點不好意思地繼續說：「這是他們三個一起送我的母親節禮物啦！」說完她忍不住笑了出來。「我說不用，我自己付，他們三個堅持說媽媽很辛苦，所以一定要陪我來並付錢，我想讓他們看一下他們送的『禮物』長什麼樣子。」

原來陳阿姨的小孩一起送了媽媽「可活動的肩膀」與「睡覺不再痛醒」這兩個大禮，我會錯意了，陳阿姨並不是擔心害怕。

已經紅了眼眶的護理師向我點點頭，開門請站在診間門口的三個小孩進來。小孩們小小聲問媽媽會不會痛？還好嗎？陳阿姨倒是爽朗地說：「不會啦！像蚊子咬，有點痠痠的而已！」

開設五十肩治療門診以來，大多數是配偶陪同，少數是自己前來，全部小孩都出席的，這倒是頭一回。看著陳阿姨一家人因為她可以把手舉高而歡呼，並一起跟著衛教師學習肩關節體操，四人打打鬧鬧的情景，母子間那血濃於水的真摯情感自然流露，是世界上最動人的畫面。

對抗五十肩的結論

肩關節整體評估門診專門治療五十肩以來，看著一個又一個肩友重拾健康後，願意更積極擁抱健康，感覺十分欣慰。

不過，若是痛了兩、三年才積極治療的肩友，就還有一點小煩惱得處理。因為經歷了長達數年的肩部疼痛，雖然透過肩關節囊擴張術將沾黏的肩關節囊分開了，長期未正常使用的肩、頸、背的肌肉與組織，可說是仍處於戰後重建期。

人體是很奧妙與獨裁的，不講人權考量、不懂扶老攜幼，營養一定是給有功能、有在使用的器官與組織。在大腦看來，因疼痛而長期未用的肩部周邊，只像被打入冷宮的棄妃，皇上留妳一命已經是天大的恩賜，供給的資源絕對一天比一天少。

在肩部因痛少動的情況下，原本該提供給肌肉的寶貴蛋白質，自然會挪給其他有在使用的肌肉，肩部肌肉就會逐漸因為營養不良愈來愈萎縮，鬆垮垮的。你看久病臥床的人，兩手一伸開，腋下皮膚是不是鬆到看起來就像飛鼠的飛膜。

這時千萬別灰心！肩膀絕對能重返榮耀，只是得咬緊牙根！面對五十肩，復健科在處理時，有以下四大原則：

首先，防範未然，積極保持健康的肩關節

人家說伴君如伴虎，不要捻虎鬚就不會惹上麻煩，五十肩也是如此，不要得五十肩，就不需要忍受五十肩了。

五十肩雖然目前病因不明，只知道肩關節囊發炎黏在一起，症狀又痛又卡，時間短則半年、長達十一年，但醫學已經證實，許多疾病與五十肩高度相關。內科疾病如糖尿病、甲狀腺疾病、心血管問題，或是因為外傷或外傷後少動所造成的次發性五十肩，如肌腱撕裂傷、肩部周邊骨折、夾擠症候群、乳癌術後患者等，都比一般人更容易好發五十肩。

換句話說，避免三高（高血壓、高血糖、高血脂）的健康生活，是實實在在可以預防五十肩的重要因子。同時，肩部若有疼痛，盡快就醫，詢問醫師如何積極治療，別讓小病拖久，增加五十肩發作的機會。只要保持身體健康，身體自然會回饋舒暢，一來一往，合作愉快！

第二，把握治療黃金期，盡快治好才是王道

若不幸已開始出現五十肩的症頭，請千萬盡快治療！不要讓五十肩從「輕微型」拖成難纏的「頑固型」。

輕微型五十肩指的是關節囊剛開始有點發炎，這時還不卡，只是有些疼痛，積極復健三個月就會相當有成效。但千萬別忘記，復健指的不是熱敷與電療，而是實實在在的全關節角度伸展，把沾黏的部分認真拉開。唯有分開沾黏的五十肩，才算是真正的治療。

頑固型五十肩比較棘手，這時已經痛到連日常活動都困難，每天壓痛到睡不著，甚至連眼淚都飆出來了，若要求肩友白天再做運動，簡直是天方夜譚。

針對頑固型五十肩的進階治療有許多種，治療沒有好壞，只有適不適合，只要能成功分開肩關節囊沾黏的部分，不再黏回去，都算是有效治療。常見的像是關節鬆動術、肩關節囊擴張術、肩關節內視鏡，各有優缺，肩友可以與主治醫師討論哪一種適合自己。

第三，保持正常活動，避免被廢棄

五十肩若已全力發威，變成頑固型五十肩，肩友千萬別意志消沉！雖然肩膀已經沾黏住，有些疼痛與不好使，但是唯有保持肩部持續活動，肌肉才不至於萎縮。

肩友會說：「一動就痛到流眼淚了！」真的，五十肩確實又痛又卡，抬一點點都是苦，怎麼做到全關節角度？若打算自行復健，建議肩友：

1. 先吃止痛藥，三十分鐘後再開始進行復健
2. 先沖熱水澡，讓肩頸緊繃的肌肉放鬆，再做復健
3. 做到底比做得多更重要

肩友如果能忍受疼痛，復健三個月後，五十肩就能有所改善，同時保持肌肉的力量。先吃止痛藥、沖熱水放鬆肌肉，都可以增加活動時的角度。切記！每一次都要做到全關節角度，才能真正拉開肩關節囊，不然都只是白做工。

肩友的疼痛與睡眠不足若已嚴重影響生活，那還是找醫師進行進階治療為佳。擺著不處理，只會讓沾黏的關節囊黏得更嚴重，錯過黃金期，治療起來就更頭大了。

最後，強化肌力鞏固地位

五十肩治療到後期，理論上沾黏已經打開，剩下的只有肌肉與周邊組織的問題，這時千萬不能忘記的就是肌力重建。

國人常以為肌肉很好訓練，吃個波菜就好，事實上肌肉非常難長大，需要飲食和運動雙方面都認真計算，才有辦法長出一點點。尤其是年過五十後，肌肉自然老化萎縮，每十年以少三到五公斤的速度往下掉，隨著肌肉減少、基礎代謝跟著下降，身體脂肪愈堆愈多，變成體脂很高但肌肉很少的體態。因此不管有沒有五十肩，所有人都該認真訓練肌力，以延緩老化與老化造成的病症。

肩友也別心急，打開沾黏以後，務必漸進式重建肩部肌肉，太快、太猛、太多，都只會造成二度拉傷，適度、漸進、緩慢是病後重建的最高指導原則。千萬別貿然跑去健身房舉重！

請與您的醫師討論運動處方，了解您的狀況適合做到什麼程度，也許還在伸展階段，也許已經可以開始增加強度，每個人的身體差異很大，運動前請務必先詢問醫師，量力而為。

每一百個人中，有二到五個人患有五十肩，或許您的友人就有肩部不適的問題。請記得，最高原則是健康生活，身體好，自然疾病少。真的有症狀，也請積極治療，病症解除後別忘了重建肌力，才算是好的完整治療。

診間小故事——能夠好好睡個覺，就是大確幸

一如往常忙碌的肩關節整體評估門診裡，人來人往，熱鬧非凡，診間的門不斷地關了開、開了關，若非親眼所見，真無法相信有這麼多人罹患了頑固型五十肩！我正準備從診間走到注射室幫肩友施打肩關節囊擴張術時，一位看起來七十幾歲的老先生笑容滿面地輕聲叫我：「許醫師！」

腦中一時找不到對應的姓名與接觸經驗，正想開口詢問，對方十分有禮地化解了我的尷尬，「許醫師您沒見過我，我是鍾某某的兒子，之前都是姐姐陪我爸來，我一直想親自來謝謝您。」

鍾先生的父親是去年初來打肩關節囊擴張術的，我對他印象深刻，因為他已經高齡九十二歲了，原本身體相當硬朗，常常到處串門子，但某次下樓梯不小心，不止撞傷了頭，還摔斷了手臂。

雖說身體硬朗，但老人家仍經不起摔，這一跤跌出了腦出血，在加護病房裡躺了快一個月，好險最後醒了過來，只是年歲大了又大病一場，身體也變得鬆垮垮，只剩皮包骨，走起路來顫悠悠地。

原本出院好生養著，倒也和虛弱的身體相安無事，總有養壯的一天，但那隻斷掉的手臂先是癒合很差，好不容易好些後，卻開始演變成不動也痛、晚上睡覺更痛。家人心疼他日夜折磨，輾轉來到我的診間，確診為五十肩，當天就接受了肩關節囊擴張術。治療效果雖然不像中壯年又沒受過傷的肩友那麼理想，但對鍾老先生而言，能夠好好睡個覺，已經是這些日子以來的大確幸。轉眼間，這居然已是一年多前的事。

「令尊最近好嗎？」我問。鍾先生眼裡閃過一絲哀傷，「我父親上個月剛走。」我雖訝異但也不算意外，算一算鐘老先生也近百了，能夠貼上紅紙的。

「父親一直想再來向您道謝，謝謝您改善他的生活品質，」鍾先生有點哽咽，「只是他後面的體力愈來愈差，我們擔心他到醫院會被感染，想說等他好一點再來找許醫師，只可惜……」

想起療程期間鍾老先生的家人每次都會在旁邊仔細照料呵護的樣子，短短五面之緣、區區治療了一個五十肩，竟被如此深深記掛著，想必是位能體諒他人的長者，難怪兒子也是這般客氣有禮，顯見家風如此。

生命的價值始終在於深度而不只是長度，前人留下來、停在心中的影響，無形的指引更為綿長。留給我的，是醫療生涯中的成就感，留給家人的，則是永不被忘懷的生命記憶。

參考資料

五十肩大哉問

－臺灣癌症基金會https：//www.canceraway.org.tw/page.asp?IDno=1543

－Wilson, R. D., & Chae, J. (2015). Hemiplegic Shoulder Pain. Physical medicine and rehabilitation clinics of North America, 26(4), 641-655.

－Adey-Wakeling, Z., Arima, H., Crotty, M., Leyden, J., Kleinig, T., Anderson, C. S., & Newbury, J. (2015). Incidence and associations of hemiplegic shoulder pain poststroke： prospective population-based study. Archives of physical medicine and rehabilitation, 96(2), 241-247.

－洪愷璘（二〇一二），中風患者肩部三種疼痛狀態及對動作、日常活動與生活品質的影響：一年長期追蹤調查研究。臺灣大學物理治療學研究所學位論文。

－Berg, H.E., Dudley., G.A., & Haggmark, T. (1991). Effects of lowerlimb unloading on skeletal muscle mass and function in humans. J Appl Physiol, 70,1882.

—Hather, B.M., Adams, G.R., & Tesch, P.A.(1992). Skeletal muscle responses to lower limb suspension in humans. J Appl Physiol, 72, 1943.
—Miles, M.P., Clarkson, P.M., Bean, M., Ambach, K., Mulroy, J., & Vincent, K.(1994). Muscle function at the wrist following 9 d of immobilization and suspension. Med. Sci. Sports Exerc. 26, 615-623.
—MacDougall, J.D., Elder, G.C.B., Sale, D.G., Moroz, J.R., & Sutton, J.R.(1980). Effects of strength training and immobilization on human muscle fibers. Eur. J. Appl. Physiol, 43, 25-34.
—Apkarian, A. V., Sosa, Y., Sonty, S., Levy, R. M., Harden, R. N., Parrish, T. B., & Gitelman, D. R. (2004). Chronic back pain is associated with decreased prefrontal and thalamic gray matter density. Journal of Neuroscience, 24(46), 10410-10415.

◢五十肩治療

—Andrén, L., & Lundberg, B. J. (1965). Treatment of rigid shoulders by joint distension during arthrography. *Acta Orthopaedica Scandinavica*, 36(1), 45-53.
—Manipulation Association of Chartered Physiotherapists. Tribute to Geoffrey Maitland (1924-2010) Manual therapy. (2010; 298-299)
—International Maitland Teachers association. A tribute to the life and work of

G.D.Maitland 1924-2010. Manual Therapy. 2010; 300-301

◢這不是五十肩之易混淆疾病

—Michael Haake, Hans-Helge Muller, Carmen Schade-Brittinger et al., German Acupuncture Trials for Chronic Low Back Pain, Arch Intern Med. 2007; 167（17）：1892-1898.

CARE 036

自己的肩痛自己救：圖解五十肩保健與治療

作　者—許嘉麟
主　編—邱憶伶
責任編輯—陳詠瑜
封面設計—李莉君
內頁設計—張靜怡
內頁插圖—GUMA
模特兒示範—Judy Lee

編輯顧問—李采洪
董 事 長—趙政岷
出 版 者—時報文化出版企業股份有限公司
一〇八〇一九臺北市和平西路三段二四〇號三樓
發行專線—（〇二）二三〇六—六八四二
讀者服務專線—〇八〇〇—二三一—七〇五
（〇二）二三〇四—七一〇三
讀者服務傳真—（〇二）二三〇四—六八五八
郵撥—一九三四四七二四時報文化出版公司
信箱—一〇八九九臺北華江橋郵局第九九信箱

時報悅讀網—http://www.readingtimes.com.tw
電子郵件信箱—newstudy@readingtimes.com.tw
時報出版愛讀者粉絲團—https://www.facebook.com/readingtimes.2
法律顧問—理律法律事務所　陳長文律師、李念祖律師
印　刷—勁達印刷有限公司
初版一刷—二〇一八年九月七日
初版六刷—二〇二二年九月二十六日
定　價—新臺幣三〇〇元
（缺頁或破損的書，請寄回更換）

時報文化出版公司成立於一九七五年，
一九九九年股票上櫃公開發行，二〇〇八年脫離中時集團非屬旺中，
以「尊重智慧與創意的文化事業」為信念。

自己的肩痛自己救：圖解五十肩保健與治療 / 許嘉麟著 . -- 初版 . -- 臺北市：時報文化, 2018.09
208面；14.8×21公分 . --（CARE；36）
ISBN 978-957-13-7511-3（平裝）

1. 冷凍肩　2. 健康法

416.613　　107013145

ISBN 978-957-13-7511-3
Printed in Taiwan